Silvia Baumgartner

HEILKRAFT AUS DEM KRÄUTERGARTEN

Rezepte und Anwendungen

READ
GLOBAL
BUY
LOCAL

MIX
Papier aus verantwortungsvollen Quellen
FSC® C118234

ISBN 978-3-99025-496-7

printed by GPS-Group

Layout: freya_art, Regina Raml-Moldovan
Lektorat: Dorothea Forster
Fotos: Silvia Baumgartner, Markus Traussnig Seite 206, 207, Coverinnenseite, Klappe (Rose)
weitere siehe Seite 216

Anmerkung: *Alle in diesem Text enthaltenen Anregungen, Beschreibungen, Tipps und Rezepte wurden mit großer Sorgfalt zusammengestellt und getestet. Dennoch kann aufgrund unterschiedlicher Rohstoffe, Ausgangsbedingungen und individueller Fähigkeiten nicht garantiert werden, dass die Informationen auf Ihre Situation zutreffen. Daher kann keinerlei Haftung für etwaige Verletzungen, Verluste oder andere Schäden übernommen werden, die aus der Verwendung der in diesem Text angebotenen Informationen resultieren.*

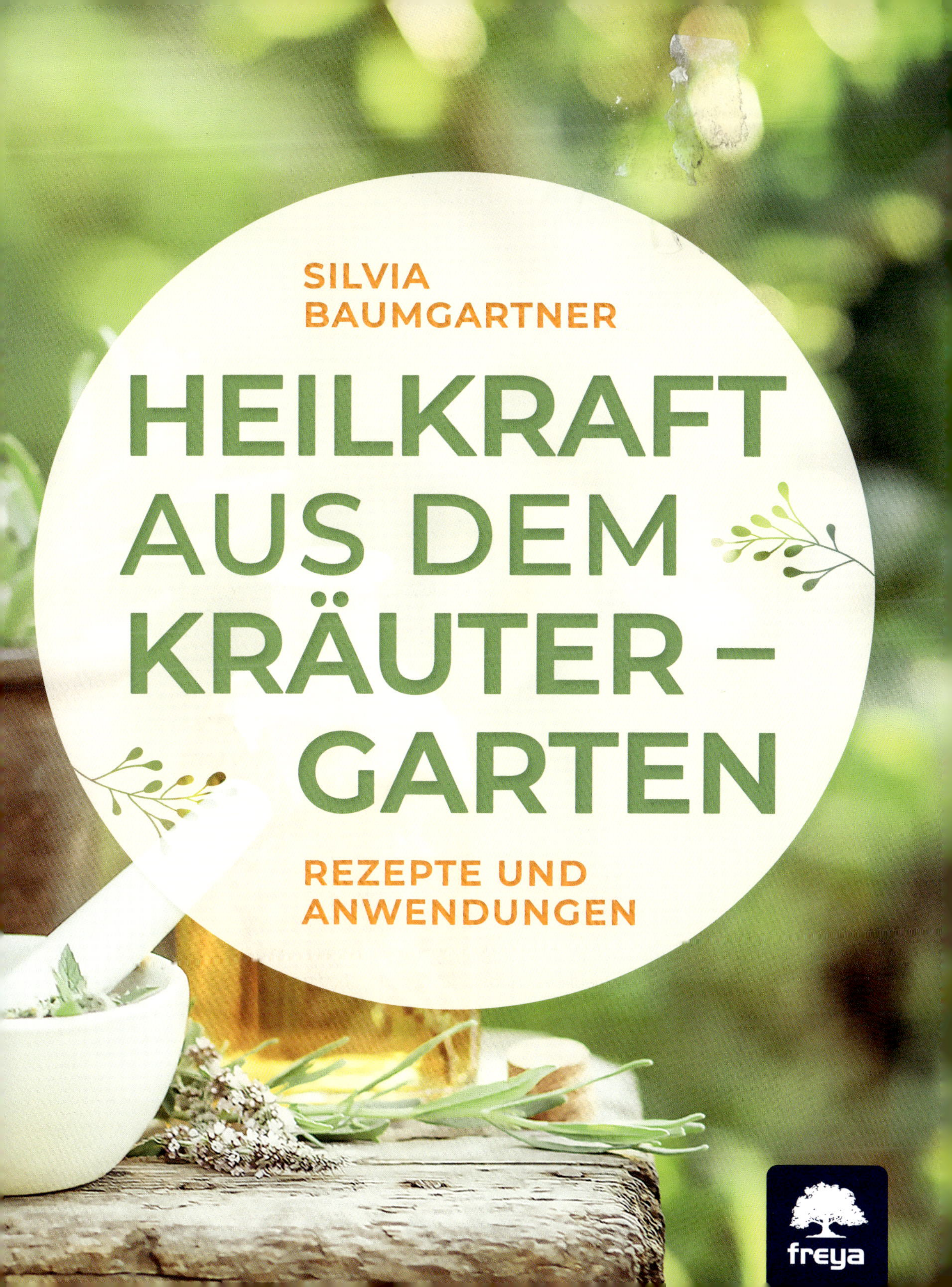

SILVIA BAUMGARTNER

HEILKRAFT AUS DEM KRÄUTER-GARTEN

REZEPTE UND ANWENDUNGEN

freya

Pflanzenportraits

Inhaltsverzeichnis

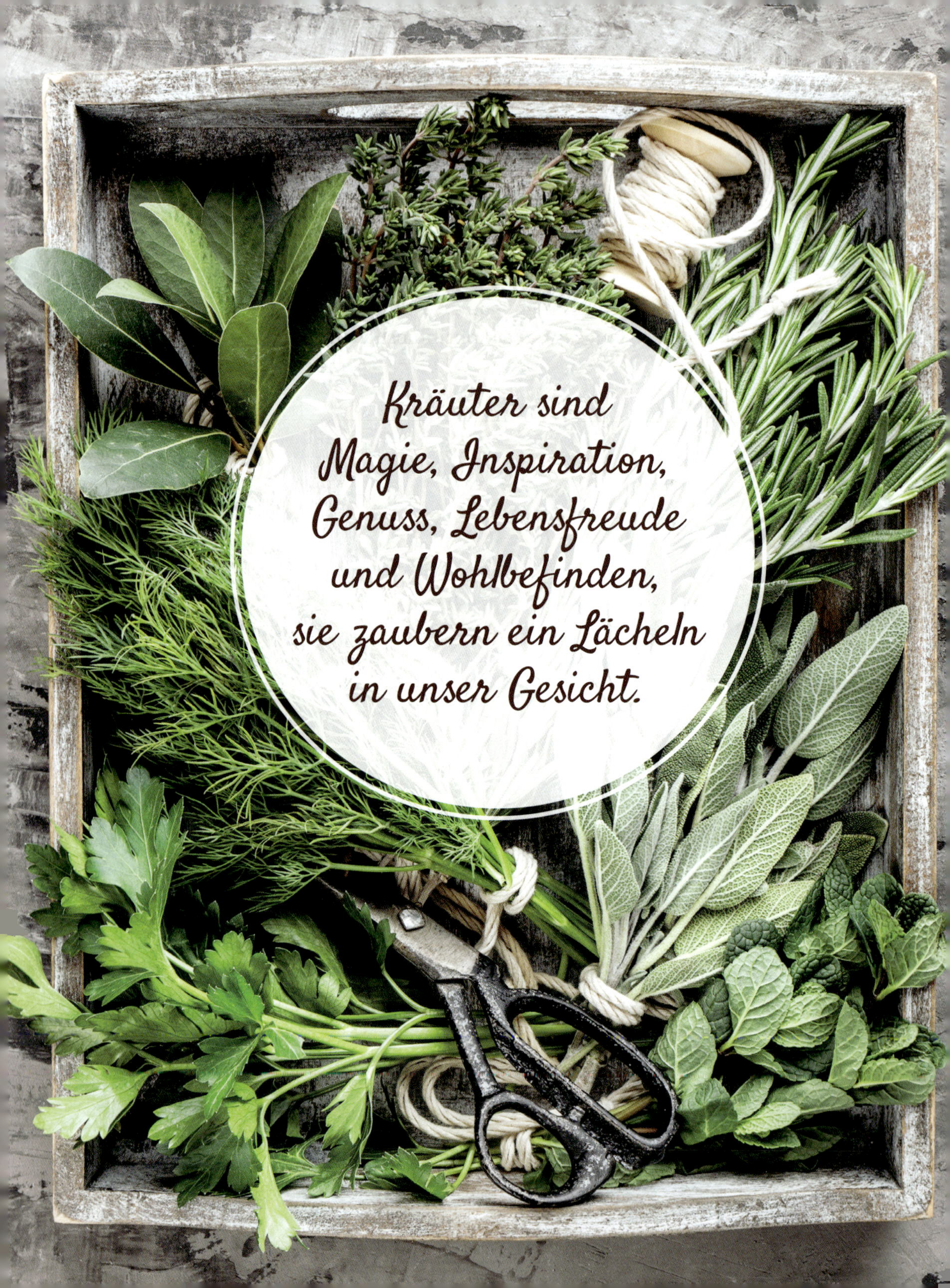
Kräuter sind
Magie, Inspiration,
Genuss, Lebensfreude
und Wohlbefinden,
sie zaubern ein Lächeln
in unser Gesicht.

DIE GEHEIME KRAFT IN MEINEM LEBEN

Wenn mich heute jemand fragt, wie sie denn eigentlich begann – diese Kräuterliebe, kann ich keine genaue Auskunft geben.

Diese Liebe hat sich langsam, aber kontinuierlich in mein Leben geschlichen. Auf leisen Sohlen, so wie eine Katze, die einem schnurrend um die Beine schleicht, sich an einem reibt, miauend zu einem hochsieht – so schlich sich auch die Liebe zu den Pflanzen in mein Herz.

Aufgewachsen bin ich auf einem kleinen Bauernhof, wo wir Selbstversorger waren. Das ist mir aber auch erst heute so richtig bewusst geworden.

Meine Eltern hatten Kühe, Schweine, Hühner, einen großen Gemüsegarten, dazu noch unseren einzigartigen Obstgarten, in dem uns die besten Äpfel, Birnen, Kirschen, Ringlotten und Zwetschken von den Bäumen entgegenlachten. Getreide wurde auch angebaut und zu feinem Mehl gemahlen und natürlich gab es auch ein endlos langes Kartoffelfeld, zu dessen Ernte Verwandte und Bekannte eingeladen wurden. Das war immer viel Arbeit, aber der Spaß dabei kam auch nicht zu kurz. Nach getaner Arbeit war es so herrlich befriedigend, wenn Papa dann mit dieser tonnenschweren Fuhre Kartoffeln auf den Hof tuckerte.

Diese Passion, mit meinen nackten Händen in der Erde zu buddeln und dann so herrliche Kartoffeln in den Händen zu halten, habe ich noch heute.

Ich glaube, da wurde ein kleines Samenkorn in mein Herz gelegt, welches wohl unter so manchen Umwegen, die ich im Laufe meines Lebens nahm, darauf wartete genährt zu werden, damit es doch endlich keimen und wachsen konnte.

Sehr beeindruckt bin ich von der Geduld dieses kleinen Samens.

All die Jahre, ja richtigerweise Jahrzehnte, wartete es geduldig auf seine Chance, nicht wissend, ob diese jemals zustande kommen würde.

Natürlich benutzte ich auch schon zuvor Kräuter, Gemüse usw., nur das Bewusstsein über den Wert dessen, was uns Mutter Erde da schenkt, hatte ich damals noch nicht in seiner ganzen Größe.

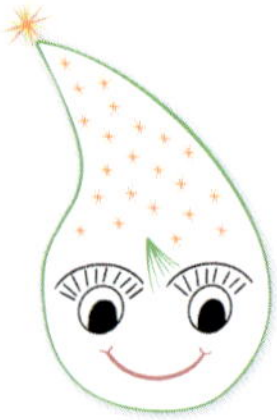

Die Ausdauer und der Glaube an mich haben sich dann schlussendlich doch gelohnt.

Nennen wir diesen Winzling doch einfachhalber und weil der Name so gut passt – *Fünkchen*.

Vor nunmehr ca. 10 Jahren bekam Fünkchen endlich genug Nahrung von mir, um die Kraft aufzubringen, die man zum Keimen und Wachsen benötigt. Ja, tatsächlich bekam es so viel, dass es nicht nur wuchs, sondern die Kraft hatte sich auszubreiten, Wurzeln zu schlagen und sich zu vermehren.

Stellt euch das doch bitte einmal vor. Dieses winzige Samenkorn, *Fünkchen*, hat sich in meinem Herzen vervielfacht, unzählige Fünkchen haben sich gebildet, die meine Liebe zu unseren Pflanzen und Kräutern vermehren, fast so wie ein Sonnenaufgang.

Zuerst blitzen nur ein paar Strahlen über den Horizont, aber binnen kürzester Zeit ist da ein Leuchten, unsere ganze Erde ist hell erleuchtet.

Ich bin sehr dankbar darüber, dass Fünkchen so lange ausgeharrt und gewartet hat, bis ich bereit war sein Geschenk anzunehmen.

Auf dem Weg dahin hatte ich viele hilfreiche Begegnungen, die mich unterstützten für das, was mich heute ausmacht, für das, was ich mit Freude und Liebe im Herzen praktiziere.

Ich möchte euch entführen in die Welt der Kräuter, Bäume und Pflanzen, euch zeigen, wie mächtig sie sind und was sie uns Gutes tun können. Schön wäre es, würde auch zu euch ein kleines Fünkchen überspringen.

Fünkchens Wachsen hört auch nicht auf, denn täglich gibt es Neues zu entdecken, zu probieren, zu lernen und das Wunderbare daran ist, jedes Mal kommt dann wieder ein Fünkchen dazu.

Heute pflanze, ernte, trockne und verarbeite ich die Kräuter. Rühre Salben, siede Seifen, setze Öle und Tinkturen an, mische Tees, destilliere, räuchere mit den eigenen Räuchermischungen, halte Vorträge, veranstalte Workshops, bastle Naturschmuck ...

Ein Leben wie unter einem Funkenregen, das Strahlen hört nie auf.

Auf den nächsten Seiten stelle ich euch Pflanzen vor, die in der Naturheilkunde eine große Bedeutung haben, außerdem werde ich einige Rezepte preisgeben und euch das Wertvolle einer jeden Pflanze näherbringen.

Im Zuge meiner Ausbildung zur Diplom-Kräuterpädagogin wurde ich eindringlich davor gewarnt Doldenblütler zu ernten, die man nicht 100 %ig zuordnen kann. Es gibt doch einige giftige Exemplare (z. B. den Gefleckten Schierling), die sich oft schwer von den ungiftigen unterscheiden lassen.

Das kann ich nur bestätigen und würde einem Laien heute den gleichen Rat geben.

Eine, an der ich nicht vorbeigehen kann, mein heimlicher Favorit unter diesen Pflanzen ist die Engelwurz, nicht nur ihre Wurzeln, wie der Namen schon sagt, oder ihre Stängel und Blätter, nein, vor allem ihre Samen haben es mir angetan. Da hat wohl Fünkchen seine Hände im Spiel.

Alant

Inulа helenium

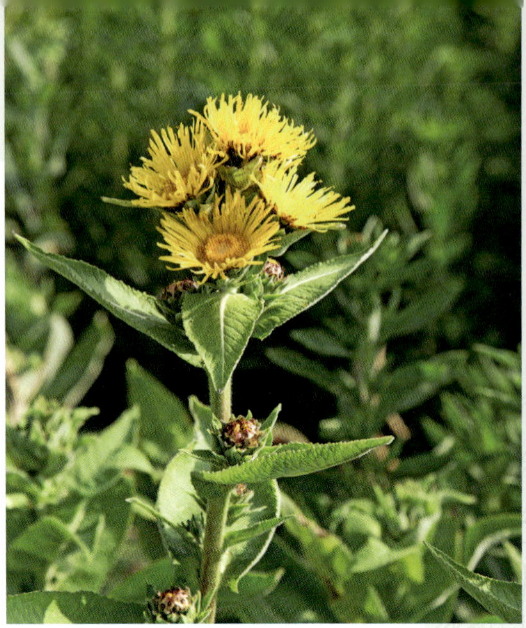

Man kennt ihn auch unter den Volksnamen: Altwurz, Edelwurz, Weihrauchwurz, Helenenkraut

Er wächst sehr gerne auf lehmigen Böden und liebt die volle Sonne. Der Alant ist ein Korbblütler, mehrjährig und kann bis zu 2,5 m hoch werden.

Heilkräftig sind die Blätter und Blüten sowie der Wurzelstock, der viele sekretlösende ätherische Öle enthält.

Zudem ist er verdauungsfördernd, antiseptisch, nierenanregend, auswurffördernd und schleimlösend.

Nach einer Legende wuchs die Pflanze dort, wo Helenas Tränen den Boden benetzten, als sie von Paris nach Troja entführt wurde.

In der heutigen Küche wird Alant nur noch selten genutzt. Kandierter Alant galt im Mittelalter als Leckerbissen.

Der überwiegend verwendete Teil ist nach wie vor die Wurzel.

Ich gebe die Wurzel (erinnert an den Geschmack der schwarzen Johannisbeere) sehr gerne in meinen Kräuterbitter, der sehr gut bei Sodbrennen, Magenschwäche, Galle-Leberleiden, Appetitlosigkeit, Husten und Reizhusten seine Wirkung zeigt.

In meinen Räuchermischungen verwende ich unter anderem auch Alant. Alant vertreibt die Traurigkeit und bringt die Sonne ins Herz. Er verleiht einem Leichtigkeit, löst festsitzende Gedanken und alte Muster, beruhigt bei Stress und Angespanntheit, erdet uns und steigert die Lebensfreude.

Alant, der angezauberte Krankheiten (Albdrücken, Hexenschuss) zum Verschwinden bringt.

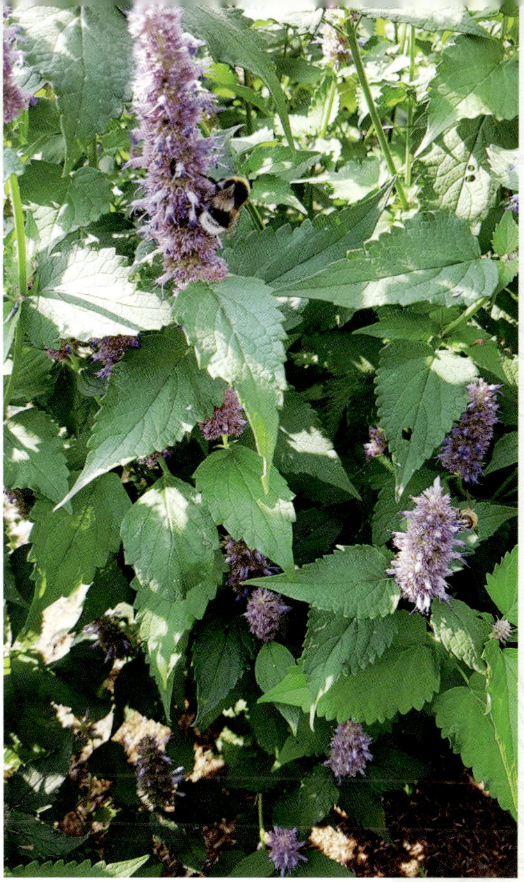

Anisysop

Agastache anisata

Seine Volksnamen sind Anisminze, Aniskraut, Duftnessel und Süßholzminze.

Anisysop ist ein Lippenblütler, ein- bis mehrjährig und wird 50–150 cm hoch. Vom Sommer bis in den späten Herbst erntet man die jungen Blätter vor der Blüte.

Anisysop wirkt entzündungshemmend, gemütserhellend, wohlschmeckend und verdauungsfördernd.

Ich verwende den Anisysop gerne in Kindertees, da er ein sehr ausgewogenes, mildes Aroma hat.

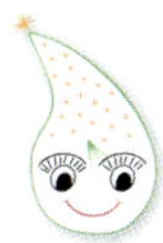

Zu meiner und Fünkchens Freude hat er in unseren Augen aber eine noch viel größere Bedeutung in unseren Gärten.

Wenn ihr euch mein Bild hier genauer anseht, könnt ihr es vielleicht schon erraten. Aufgenommen habe ich dieses Bild Ende September.

Anisysop blüht so üppig, auch bildet er den ganzen Sommer über bis in den Spätherbst immer neue Blütenstände, diese sind eine einzigartige Bienen- und Hummelweide. Stundenlang könnte ich unseren kleinen pelzigen Freunden zusehen, wie sie emsig und niemals müde von Blüte zu Blüte fliegen.

Diese Pflanze ist so einzigartig pflegeleicht, dass jeder Bienenfreund sie sich in den Garten setzen sollt, sie gibt Nahrung für unsere Brummer bis in den Spätherbst hinein.

Ysop stammt aus dem Arabischen und bedeutet „heiliges Kraut“.

Baldrian

Valeriana officinalis

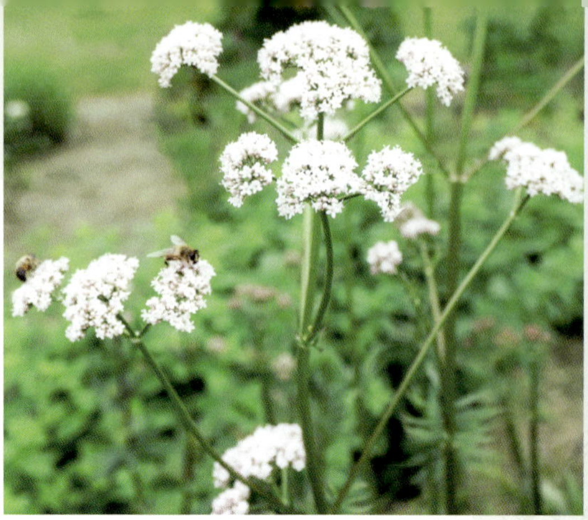

Baldrian hat so klingende Volksnamen wie: Elfenkraut, Mondwurz, Katzenwurz, Augenwurz, Wundwurz.

Ein feuchter Boden und Halbschatten sind sein bevorzugtes Gebiet, Baldrian ist mehrjährig und wird bis zu 1,5 m hoch. Im frühen Frühjahr oder im Herbst wird die Wurzel geerntet.

Seinen Namen hat Baldrian wohl von Baldur, dem lichtvollen Gott der Germanen, denn wie er half auch die Pflanze mitfühlend jedem, der Hilfe benötigte.

Baldrian wirkt beruhigend, schlaffördernd, nervenstärkend, herzberuhigend, krampflösend, schmerzstillend und blutdrucksenkend.

Wenn man aber meint, ich trinke einen Baldriantee und schwups schlafe ich ein, so muss das nicht sein. Baldrian ist kein Schlafmittel. Was macht aber Baldrian mit uns?

Er wirkt beruhigend, steigert aber auch gleichzeitig das Konzentrationsvermögen, er macht uns gelassener und entspannter. Durch diese Entspannung und Gelöstheit haben wir die innere Ruhe, um gut einzuschlafen.

Bitte Baldrian vor Katzen gut verwahren. Ich hatte ein Säckchen mit Baldrianwurzeln in einem Schrank mit Schiebetür, die meine Katze offenbar imstande war aufzuschieben. Als ich von der Arbeit nach Hause kam, war der Schrank offen, das Säckchen etwas auseinandergenommen lag leer am Boden und fast kam es mir so vor, als würde unser Kater Simba leicht grinsen. Katzen werden auf jeden Fall vom Baldrian magisch angezogen und sind dann keinesfalls ruhig.

Baldrian ist eines der 24 Meisterkräuter nach Wolfgang Schröder. Er hat unsere heimischen Kräuter studiert und im Zuge dessen ist er zu sehr interessanten Ergebnissen gekommen.

Jedes der 24 Meisterkräuter ist in seinem Spezialgebiet ein Meisterkraut, ein Hexenkraut, ein magisches Kraut, eine funktionierende Energieeinheit, ein ausgewogenes pharmakologisches Produkt. Auch ordnet er die Kräuter entweder Ying oder Yang zu. Was bedeutet das?

Yin heißt auf Deutsch *Schattenseite des Berges* bzw. *schattige Uferseite des Flusses.*

Yin verkörpert die passive, nach innen gerichtete Energie und gilt als weiblich. Yin steht für Nacht, Dunkelheit und Stille.

Yang bedeutet übersetzt *Sonnenseite des Berges* bzw. *sonnige Uferseite des Flusses.*

Yang ist das aktive, Impulse gebende Prinzip und wird als männlich bezeichnet. Es steht für Sonne, Tag, Licht und Bewegung.

Das eine ist ohne das andere nicht denkbar. In jedem Yin ist ein Anteil Yang enthalten und umgekehrt. Man benötigt immer ein gutes Zusammenspiel beider Kräfte, um in Balance zu sein.

Die Meisterkräutertherapie nach Wolfgang Schröder enthält nicht nur, was ohnehin alle, die mit Naturmedizin arbeiten, schon wissen, nämlich dass die Kräuter, die vor unserer Türe wachsen, für uns bestimmt sind, denn sie atmen dieselbe Luft wie wir, haben dieselben klimatischen Verhältnisse, durchwachsen den Boden, auf dem wir gehen, sie sind ganz einfach für uns gewachsen!

Baldrian steht für Feuer und Herz, er ist der Meister des Gehirns, der die Augen öffnet und den Geist beruhigt – eine Yang-Pflanze.

Bitte wundert euch nicht, wenn ich in meinen Erläuterungen manchmal Fünkchen mit einbeziehe, es ist einfach so, dass ich während des Schreibens ganz plötzlich eine tolle Idee habe. Nun, ihr könnt darüber denken, wie ihr wollt, ich weiß jedenfalls ganz genau, dass in diesem Augenblick Fünkchen seine Finger im Spiel hat. Anfangs erwähnte ich ja, dass dieses kleine Samenkorn sich stetig vermehrt, immer dann, wenn das geschieht, habe ich einen neuen Ansatz für gewisse Ideen, Begebenheiten und Ereignisse.

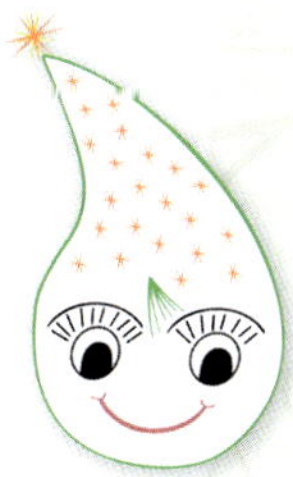

Beifuß

Artemisia vulgaris

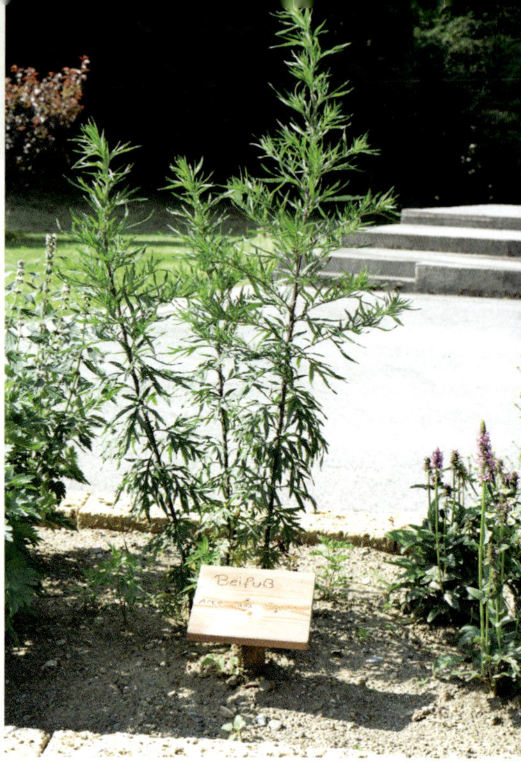

Aufrecht und zackig stehst du
am Wegesrand,
wirst nicht selten deiner
Wirkkraft verkannt.
Magen, Galle und Darm
tust du besonders gut,
du entfaltest deine Kraft
und gibst Mut.
Wetterkraut wirst du auch
noch genannt,
löst beim Verräuchern
Spannungen aus der Luft,
das ist bekannt.

Beifuß ist auch bekannt unter den Volksnamen: Besenkraut, Wilder Wermut, Gänsekraut.

Er stellt keine besonderen Ansprüche an den Boden und wächst in der Sonne und im Halbschatten. Man erntet die Blätter und Triebspitzen vor der Blüte und die Wurzel im Herbst oder frühen Frühjahr.

Beifuß wirkt appetitanregend und verdauungsfördernd.

Bei mir kommt kein **Kräutersalz** ohne Beifuß auf den Tisch, es tut nicht nur unserem Magen gut, sondern es schmeckt auch hervorragend. Alle fetten Speisen werden dadurch bekömmlicher und leichter verdaulich. Vorsicht ist geboten, wenn man eine Allergie gegen Artemisia-Arten hat.

Leidet man an Menstruationskrämpfen, Galle-Leberleiden, Nervenkrankheiten oder Hämorrhoiden, trinkt man einen Tee aus dem Kraut.

Im Tee werden keim- und pilzhemmende Inhaltsstoffe abgegeben, Galle, Magen und Darm profitieren sehr davon.

Zudem regt der Tee die Wehen-Tätigkeit bei Gebärenden an.

Ein weiteres der 24 Meisterkräuter ist der Beifuß, er wird dem Element Feuer und dem Dreifach-Erwärmer zugeordnet. Beifuß ist der Meister des Energieflusses, der magische Sonnengürtel. Nach alten Überlieferungen sprangen Frauen und Männer am längsten Tag des Jahres über ein Sonnwendfeuer. Das ist heute der 21. Juni. Die Frauen und Männer sprangen nackt, nur mit einem Beifußgürtel bekleidet, daher kommt auch der Name Sonnengürtel.

Der Beifuß ist Yang zugeordnet.

Mischung für einen Magen-Darm-Tee

- 10 g Pfefferminze
- 10 g Kamille
- 10 g Zitronenmelisse
- 5 g Beifuß
- 5 g Wermut
- 5 g Tausendgüldenkraut
- 5 g Löwenzahn und Rhabarber-Wurzel

Die Kräuter und Wurzeln mischen, 3 Finger voll Kräuter mit siedendem Wasser übergießen und ca. 5 Minuten ziehen lassen.

› Kurmäßig anwenden.

Kräutersalz

- Thymian, Majoran, Rosmarin, Beifuß, Samen von der Engelwurz, Löwenzahnblätter und -wurzeln, Gänseblümchen, Gundermann

Die Kräuter trocknen und zu gleichen Teilen mit Steinsalz im Mörser verreiben.

Beinwell

Symphytum officinale

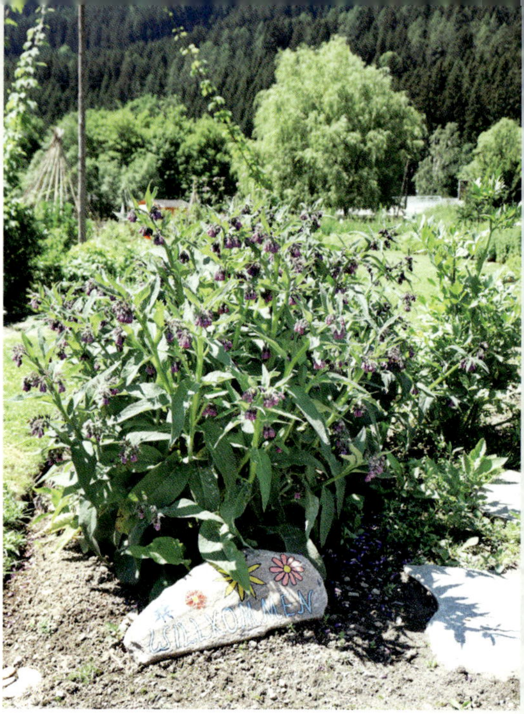

Ein Mal im Garten,
immer im Garten,
er bleibt da,
soviel kann ich euch verraten.
Gelenke, Sehnen,
ja sogar Knochen
vermag er zu lindern,
darum versucht erst gar nicht
ihn am Wachstum zu hindern.

Volksnamen vom Beinwell sind unter anderem: Beinwurz, Glotwurzl, Hasenwurz.

Nach meiner Erfahrung ist es, wenn man Beinwell einmal angepflanzt hat, sehr schwierig ihn wieder loszuwerden. Bei mir wächst er sowohl im Halbschatten als auch in der vollen Sonne.

Verwendet werden seine jungen Blätter und die Wurzeln.

Beinwell ist antirheumatisch, blutstillend, gewebebildend, harnsäureauflösend, hustenlindernd, stopfend, wundheilend.

Die Heilpflanze ist aus der Naturheilkunde nicht wegzudenken. Ich bereite aus den Wurzeln eine Urtinktur, die ich das ganze Jahr über auf unterschiedliche Weise weiterverarbeiten kann.

Schon unsere Ahnen verwendeten Beinwell, sie meinten, er wäre in der Lage, dass Knochen wieder zusammenwachsen.

Heute weiß man, dass Beinwell Allantoin enthält, das granulationsfördernd wirkt und Wundsekrete auflöst. In Kombination mit der enthaltenen Kieselsäure regt das Allantoin die Bildung von Kallus an, das bedeutet, dass das Zusammenwachsen der Knochen beschleunigt wird, denn Kallus ist das, was gebrochene Knochen wieder zusammenfügt.

Urtinktur

Dafür ernte ich die Wurzel entweder im Spätherbst oder im frühen Frühjahr, reinige sie, schneide sie in kleine Stückchen, gebe sie in ein dunkles Gefäß und gieße mit Ansatzkorn auf. Das lasse ich dann mindestens 3 Wochen stehen, dann wird gefiltert und in dunklen Flaschen aufbewahrt. So hält sich die Urtinktur jahrelang, aber so richtig alt ist sie bei mir noch nie geworden.

Eine liebe Freundin von mir verwendet am liebsten die Tinktur, indem sie diese in einen Roll-on (kann auch ein altes, gereinigtes Deo-Behältnis sein) füllt und damit verschiedene schmerzende Körperstellen behandelt.

Das Praktische daran ist sicher, dass man es auch in der Handtasche mit sich führen kann, es verträgt auch gut Temperaturunterschiede und ist so immer griffbereit und einsetzbar.

Beinwellsalbe

Wenn man sofort eine Salbe benötigt, dann zerhackt man die Wurzel sehr klein, bitte aufpassen, denn sie ist durch die enthaltenen Schleimstoffe sehr glitschig, auch färbt sie etwas braun ab (Handschuhe).

Nach dem Hacken brät man sie langsam in Schweineschmalz aus, alternativ gehen auch Bio-Kokosöl, Lanolin, Aprikosenkernöl, Jojobaöl. Dann wird durch ein Leinentuch gefiltert, wobei man bei den flüssigen Ölen noch zusätzlich Bienenwachs beimengen muss, um eine gute Konsistenz zu erhalten.

Auf 250 ml Öl nimmt man 50 g Bienenwachs, erwärmt beides gemeinsam noch einmal. Wenn sich das Bienenwachs aufgelöst hat, füllt man die Salbe in Döschen oder Gläser.

- Diese Salbe eignet sich bei Rheuma, Gicht, Zerrungen, Knochenverletzungen und Prellungen aller Art.

Dazu passt gut mein Spruch: Mit Beinwell wird der Tag wieder hell!

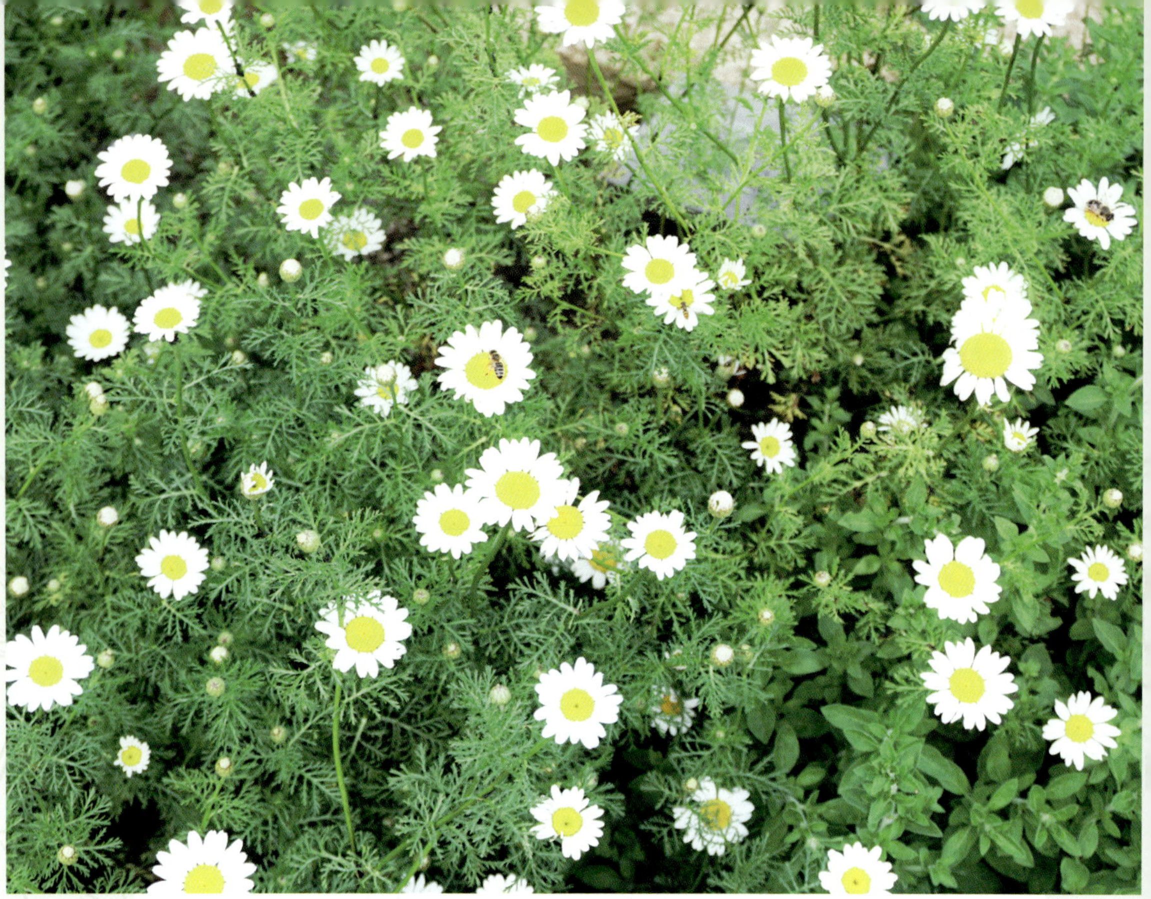

Bertram

Anacyclus pyrethrum

Du siehst aus wie eine große Kamille,
Hildegard von Bingen betrachtete dich schon in aller Stille.
Als beste Einschleuserpflanze bist du bekannt,
spielst viele andere Pflanzen locker an die Wand.
Nimmt dein Körper Vitamine, Mineralien usw. nicht so gut auf,
dann nimm Bertram, ich schwöre drauf.

Noch bekannt ist er unter dem Namen Römischer Bertram, er ist eine einjährige, ca. 20 cm hohe Pflanze und vermehrt sich durch Selbstaussaat.

Geerntet werden die Blüten von Mai bis August und im Herbst die Wurzeln. Er wirkt antiseptisch, stimulierend, verdauungsfördernd und ist in der Lage den Blutzuckerspiegel zu senken.

Was ich euch über diese Pflanze mitgeben möchte, ist seine große Fähigkeit als **Einschleuserpflanze**.

Am wirksamsten dabei ist die Wurzel, zermahlen zu feinem Pulver gehört sie auch ins Kräutersalz, und täglich eine Messerspitze über das Essen gestreut bewirkt sie Folgendes:

- Nährstoffe werden von unserem Körper oft unzureichend aufgenommen und kommen nicht immer am vorgesehenen Zielort an. Oft verhindern Resorptionsmöglichkeiten des Körpers die optimale Aufnahme. Bertram dient genau hier als Verwerter der Nährstoffe.
- Er kann die dem Körper zugeführten Vitamine und Mineralstoffe so aufschließen, dass sie unserem Körper und unseren Zellen wieder vollkommen zur Verfügung stehen.

Demzufolge hilft Bertram bei Anämie und Mineralstoff-, Eisen- und Vitaminmangel. Eine zarte Pflanze mit großer Wirkung.

Nach Hildegard von Bingen soll der Bertram den Verstand klären und die **üblen Säfte** ausleiten.

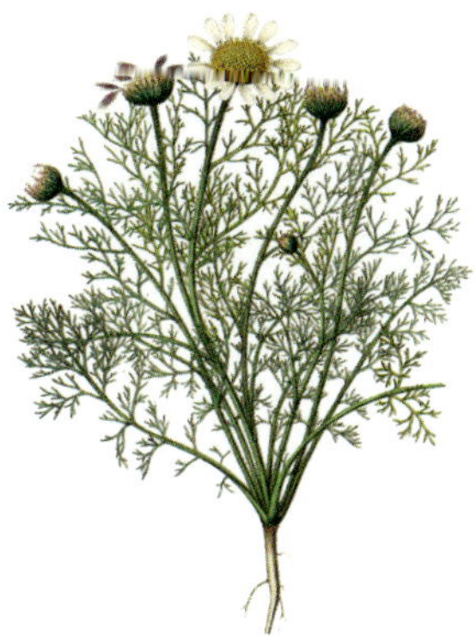

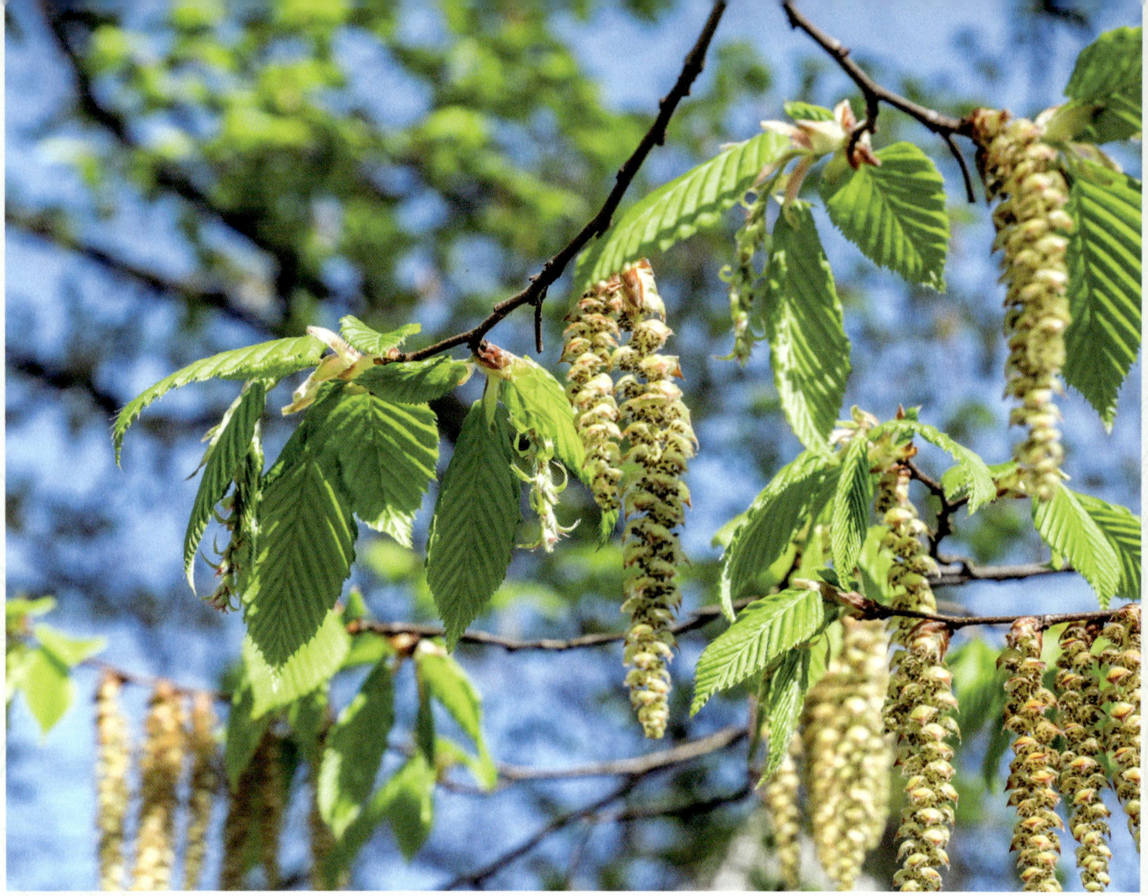

Birke

Bedula pendula

Die Birke ist ein bis zu 20 m hoher Baum. Verwendet werden von ihr die Knospen, die Blätter, die Rinde und der Saft. Die beste Sammelzeit ist im Frühling.

Die Birke ist rheumawirksam, steinlösend und wassertreibend.

Ein Birkenblättertee ist von einer alljährlichen Frühjahrskur nicht wegzudenken. Der Tee wirkt harntreibend, ist hilfreich bei Blasenkatarrh, Nierensteinen, Nierengrieß, Gichtleiden, fördert den Stoffwechsel und die Zellerneuerung, durchspült die Harnwege, vitalisiert den ganzen Körper, völlig ohne Nebenwirkungen. Aus diesem Grund ist er auch für alte Menschen und Schwangere bestens geeignet.

Ein Tee aus Blättern, Knospen und Rinde wurde früher auch gerne bei Fettsucht, Fußschweiß und Hautausschlägen verabreicht.

Die Birke ist in der Lage die Ausscheidung unseres Harns um das 5–6-Fache zu erhöhen, außerdem wird die Menge der Keime in den ableitenden Harnwegen herabgesetzt.

Auch der Zuckerersatzstoff Xylit wird aus der Birkenrinde gewonnen.

Im Frühling sammle ich immer viele Knospen, auch von der Birke, die ich trockne und im Mörser fein zerreibe. Dieses Pulver kommt bei mir auch immer in mein **Jahressalz**. Die Kraft, die in den Knospen steckt, ist unbeschreiblich groß.

Man kann sich das so vorstellen, dass die ganze Kraft des Baumes in den noch verschlossenen Knospen schlummert. Energie und Nährstoffe werden von den Wurzeln in diese kleinen **Fünkchen** gepumpt.

Diese sind dann vollgepackt mit:

- Chlorophyll, ätherischen Ölen, Vitaminen, Mineralstoffen, Flavonoiden, Saponinen, Schleimstoffen und Harz. Eine kleine Regenerationsbombe.

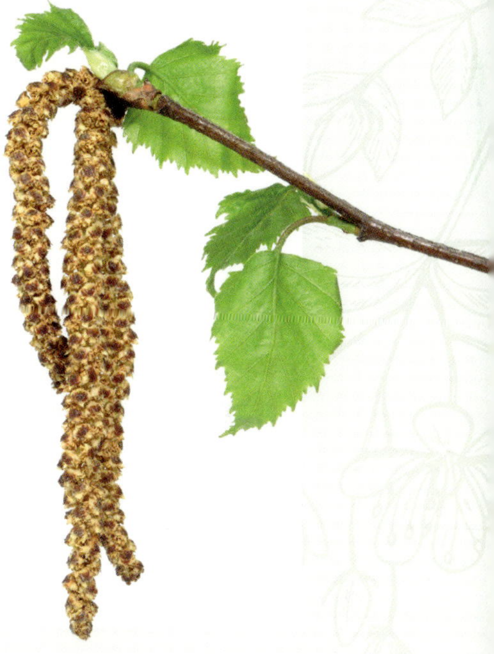

Bohnenkraut

Satureja hortensis

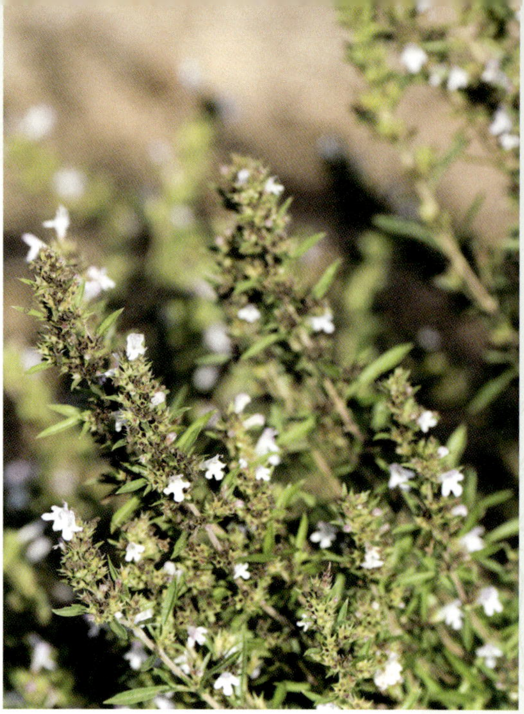

Bohnenkraut Montana ist mehrjährig und auch unter dem Namen Pfefferkraut bekannt.

Gesammelt wird das ganze Kraut in der Blütezeit von Juli bis September.

Es ist blähungstreibend, entzündungswidrig, gemütsaufheiternd, herzstärkend, magenstärkend, verdauungsstärkend.

Getrocknet wird das Kraut im luftigen Schatten, danach steht es uns den ganzen Winter zur Verfügung.

Es ist ein guter Pfefferersatz, sehr wirkungsvoll in jedem **Kräutersalz**. Bohnenkraut verleiht diesem einen tollen Geschmack und ist ein Muss bei fetten Speisen. Wie der Name schon sagt, gehört es zu allen Hülsenfrüchten, da diese dadurch besser verdaulich werden.

Soll jemand aus gesundheitlichen Gründen wenig bis kein Salz zu sich nehmen, mischt man etwas Bohnenkrautpulver den Speisen bei und erhält dadurch ein sehr schmackhaftes Essen.

TIPP: Wenn jemand an Durchfall leidet, sofort etwas Bohnenkraut kauen und es geht gleich besser.

Das mehrjährige Bohnenkraut Montana lässt sich im Herbst durch Wurzelteilung sehr leicht vermehren und gegebenenfalls hat man ein wertvolles Geschenk, um jemandem eine Freude zu bereiten.

Das Bohnenkraut lässt die Verdauungssäfte fließen und hat man Durchfall, kaue man ein paar Blätter Bohnenkraut, der Darm ist im Nu wieder gesund.

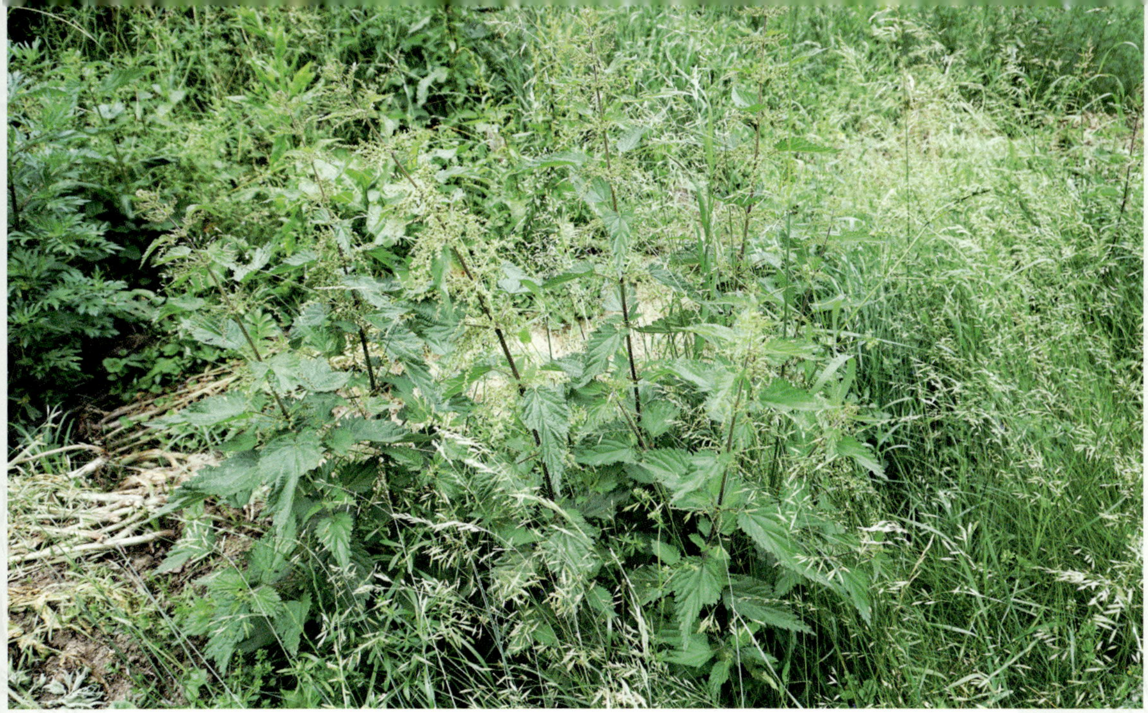

Brennnessel

Urtica dioica (große), Urtica urens (kleine)

Im Volksmund wurde die Brennnessel auch Donnernessel und Hanfnessel genannt.

Sie wächst auf jedem Boden, von Sonne bis Halbschatten, sät sich selbst aus. Ein lieber Kollege von mir erinnert mich im Zuge unserer Jät-Arbeiten immer wieder: „Weißt du, Silvia, wenn man die Brennnessel einfach so wachsen lässt, dann bildet sie dichte Bestände."

Ja, die Brennnessel ist anhänglich und begleitet uns überallhin, auch Böden, die vom Menschen zerstört wurden, sind für sie kein Hindernis. Sie breitet sich dort aus und versorgt den Boden für all das, was noch kommen mag, sie heilt den Boden.

Gesammelt werden Blätter, Samen und Wurzeln vom Frühjahr bis in den Herbst.

Die Brennnessel ist so eine wertvolle Pflanze, dass ich nicht umhin komme all ihre Inhaltsstoffe zu erwähnen:

- Ameisensäure, Essigsäure, Eisen, Kieselsäure, Gerbstoffe, Histamin, Kaffeesäuren, Magnesium, Kalium, Natrium, Silicium, Chlorophylle, Karotinoide, Enzyme, Lignane, Hormone, Vitamin B

So viele Inhaltsstoffe! Natürlich hat sie auch genauso viele Eigenschaften:

- cholesterinsenkend, blutreinigend, blutbildend, blutdrucksenkend, durchfallhemmend, hautreizend, stärkend, schleimlösend, stoffwechselanregend, wassertreibend

So wie die Birke ist auch die Brennnessel Anfang des Jahres nicht aus einem **Frühjahrstee** wegzudenken, obwohl sie uns auch das ganze übrige Jahr sehr gute Dienste leistet.

Das Meisterkraut Brennnessel ist dem Element Wasser zugeordnet und der Niere. Sie ist die Meisterin der Essenzen, die Säfte nährt und beschützt, und Yin zugeordnet.

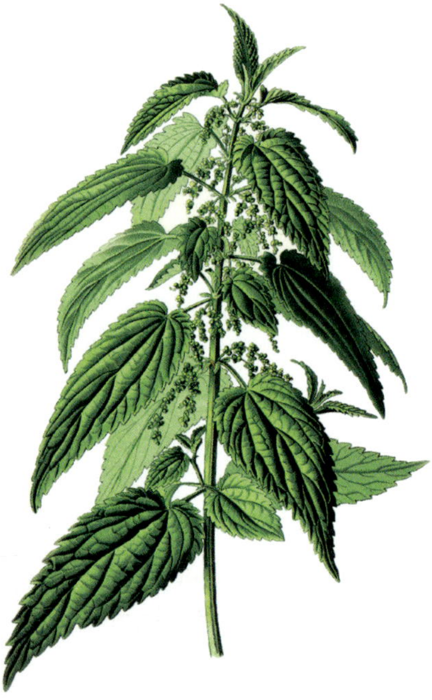

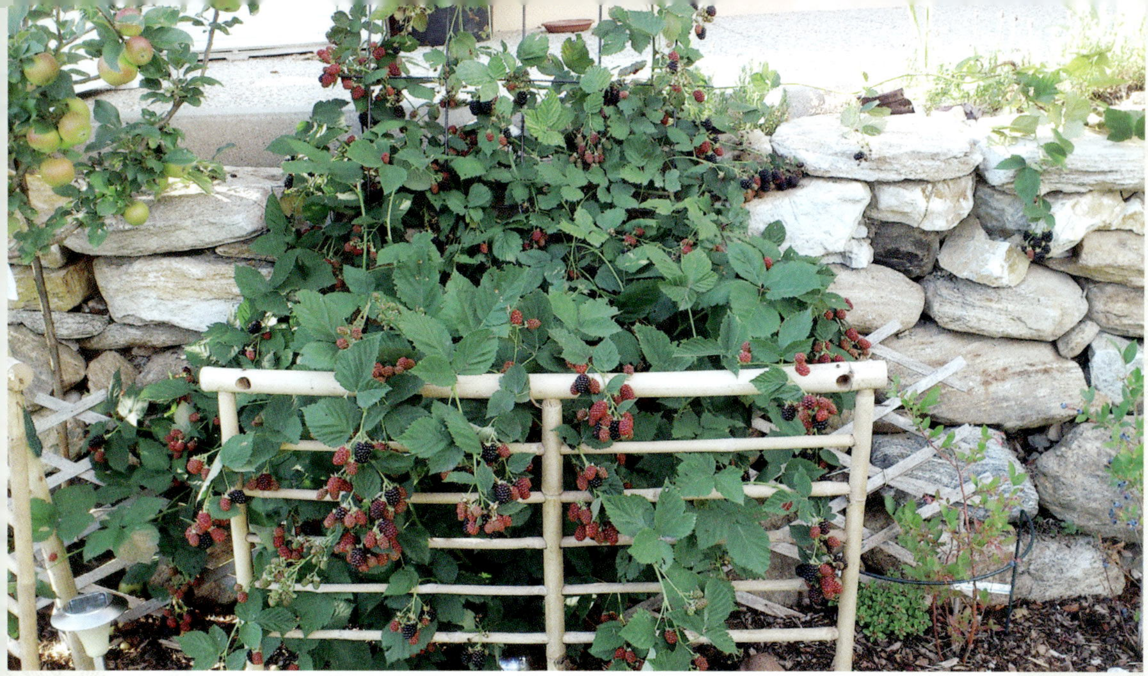

Brombeere

Rubus fructicosus

Sie wächst auf beinahe jedem Boden und mag die Sonne. Geerntet werden vom Frühling bis in den Herbst ihre Blätter und im Herbst die reifen Früchte.

Sie wirkt entzündungshemmend, blutdrucksenkend, reinigend und stopfend.

Die Brombeere zählt zu den größten Provitamin-A-Lieferanten, außerdem ist sie ein Antioxidant, das bedeutet, dass sie dem Körper hilft gegen freie Radikale vorzugehen und unser Immunsystem auf Touren zu bringen. Sie hat beruhigende Eigenschaften, daher ist einem Verzehr am Abend nichts entgegenzuhalten.

Sie ist ein Naturmittel, wirkt gegen eine Verengung der Blutgefäße und kräftigt das Bindegewebe.

Wissenschaftlich belegt ist die Anwendung des Tees bei Entzündungen der Schleimhäute des Rachens und Mundes sowie bei Durchfallerkrankungen.

In der Volksheilkunde wird er außerdem auch bei Menstruationsbeschwerden, Brustleiden, Husten und Zahnfleischschwund verwendet.

Die Brombeere gehört zu den Kupferpflanzen, hat jemand einen Kupfermangel oder ist die Aufnahme von Kupfer im Körper gestört, hat man mit ihr eine Einschleuserpflanze in den Händen, um dem Organismus die Resorption zu erleichtern.

Das Gute ist, beim Sammeln der Brombeerblätter gibt es kein jahreszeitliches Limit, es ist in der gesamten Vegetationsperiode möglich, vom Frühling bis zum Herbst. Man verwendet die jungen, aber voll entwickelten Blätter, die sofort nach dem Ernten im luftigen Schatten getrocknet und in Papier- oder Stoffsäcken gelagert werden.

Die Brombeerfrüchte kann man gut als Saft, Marmelade oder Schnaps konservieren, auch einfrieren ist eine Option.

Schon die alten Römer kauten Brombeerblätter gegen Entzündungen, Durchfall und Koliken.

Teemischung für viele Gelegenheiten

- 30 g Brombeerblätter
- 15 g Himbeerblätter
- 15 g gerade benötigte Droge

bei Blähungen – Kamille oder Pfefferminze,

bei Fieber – Lindenblüten,

bei Husten – Spitzwegerich, Huflattich,

bei Halsschmerzen – Salbei, Malve, Eibisch usw.

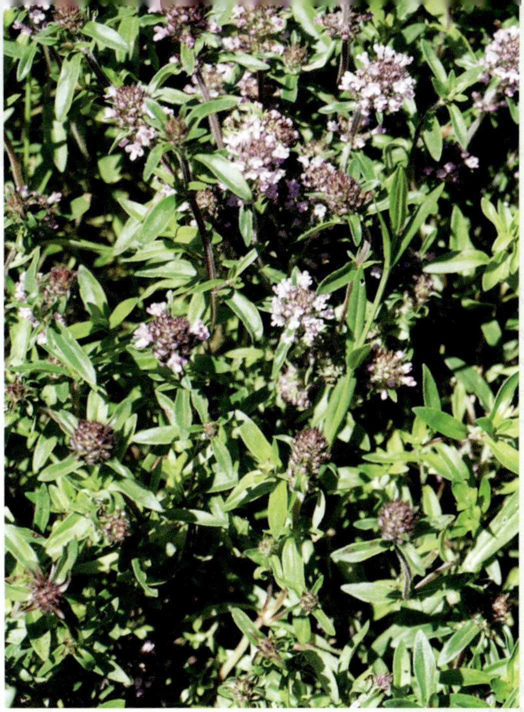

Dost

Origanum vulgare

Der wilde Majoran liebt die volle Sonne, einen nährstoffreichen Boden und einen geschützten Platz. Er enthält ätherisches Öl ungefähr 4 % (sehr hoch), Thymol, Terpen, Gerbstoff, Bitterstoffe und Harz.

Dost wirkt antiseptisch, appetitanregend, blähungstreibend, entwässernd, krampflösend, schleimlösend und stoffwechselanregend.

In der Naturheilkunde schätzt man den Dost als Tee zubereitet. Er ist ein echtes Allroundgenie, wirkt bei Husten, Durchfall, Blähungen, Krämpfen, Koliken, Menstruationsbeschwerden, Prellungen, Verrenkungen, Stauchungen, Bindehautentzündung und hat einen stimulierenden Einfluss auf das Nervensystem.

Getrocknete Dostblätter rauchte man früher als Tabakersatz.

Geerntet wird vor und während der Blütezeit.

Ich verwende Tee mit Dost sehr gerne bei Problemen des Verdauungstraktes als auch bei Lungenentzündung, Asthma, Husten, Krämpfen und bei Gelenkrheuma.

In einer amerikanischen Studie wurden Oregano beste Eigenschaften gegen Bakterien und viele heute übliche Umweltgifte bescheinigt.

Willst du Kummer schwinden lassen, erloschenen Lebensmut wieder aufrichten und ein gänzlich fröhlicher Mensch werden, dann verwende Dost als Kraut erster Wahl.

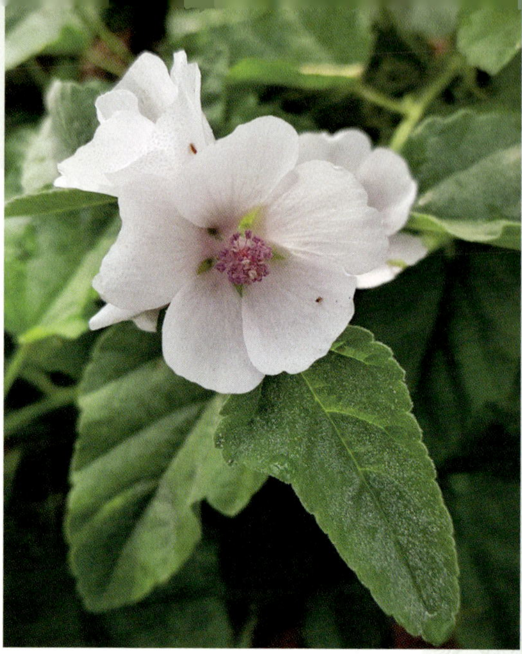

Eibisch

Althaea officinalis

Dieses Malvengewächs liebt einen feuchten Gartenboden und Sonne. Eibisch ist mehrjährig.

Gesammelt werden die Blätter vor der Blüte, die Blüten und die Wurzeln im Herbst oder Frühjahr.

Eibisch wirkt beruhigend, abführend, erweichend, hustenlösend, entzündungshemmend und reizmildernd. Er hat einen hohen Gehalt an schleimbildenden Stoffen.

Eibisch wirkt auf die Atemwege wie ein Schutzschild gegen eindringende Viren oder Reizungen.

Eibisch kleidet die Magenwand mit Schleim aus, gut bei Entzündungen des Magen-Darm-Traktes. Muss man Medikamente einnehmen, sollte es zu der Einnahme mit Eibisch einen Abstand von mindestens 4 Stunden geben, da durch den vorhandenen Schleim die Medikamente ihre volle Wirkung nicht entfalten können.

Die Samen kann man wie Nüsse essen oder auf den Salat streuen.

Eibisch, das Meisterkraut, wird dem Element Erde zugeordnet und dem Magen. Eibisch ist der Meister der Behütung, der beschützt und Schleim verwandelt, Yin.

Eibischtee

Zerkleinerte und getrocknete Wurzeln einweichen, 2 Stunden stehen lassen, schwach erwärmen und schluckweise trinken.

› Hilfreich bei Heiserkeit, Husten und Bronchitis, sehr gut schleimlösend.

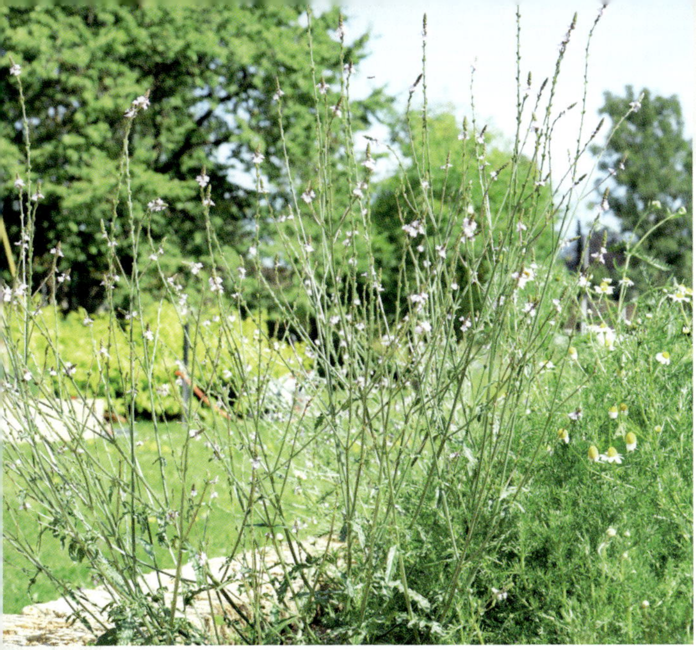
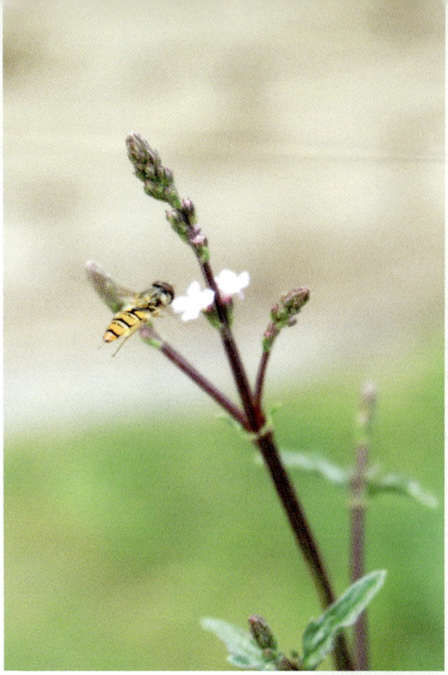

Eisenkraut

Verbena officinalis

Eisenkraut liebt trockenen Boden und volle Sonne.

Sammelzeit ist der Sommer und verwendet wird das Kraut.

Dieses Kräutlein wirkt steinlösend, kräftigend, blutverbessernd, fiebersenkend, wundheilend und leberreinigend.

Wegen seines hohen Gerbstoffgehalts sollte man in der **Schwangerschaft** darauf verzichten, nach der Geburt hilft das Kraut bei der Bildung der Milch.

Dem Tee von Eisenkraut sagt man nach, dass er bei folgenden Beschwerden sehr hilfreich ist: reinigt Nieren, Milz und Leber, hilft bei Gicht, Husten, Nervenschmerzen, Migräne und Krämpfen.

Ich verwende das Eisenkraut in meinen Räuchermischungen. Es ist ein sehr kraftvolles Kraut mit wunderbarer Wirkung beim Verräuchern.

Es ist die heilige Pflanze der Kelten, sie gibt Liebeskraft und vertreibt alle Gespenster, heilt körperliche und seelische Wunden und stärkt die ICH-Kraft.

Engelwurz

Angelica archangelica

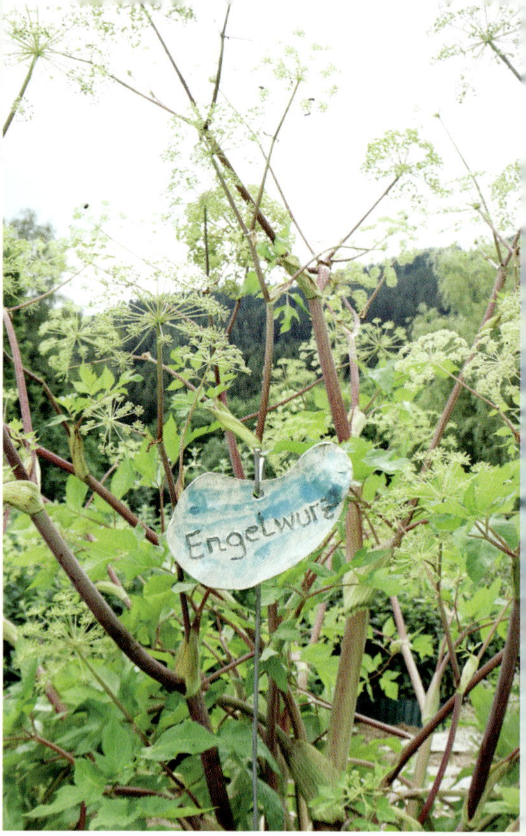

Sieh sie an die stolze Frau,
ihre Blüten glänzen im
Morgentau.
Es scheint, als würde sie
von innen her strahlen,
vertreibt Trübsinn und
manch andere Qualen.
Lass dich entführen in
die Welt der Engelwurz,
so wirst du erfahren,
die Freude kommt nicht
zu kurz.

Man kennt sie auch unter den Volksnamen: Angelika, Brustwurz, Erzengelwurz.

Es wird erzählt, dass ihr Pflanzendeva besonders über Kinder ihre schützende Hand hält und sie vor bösen Einflüssen bewahrt.

Sie kann bis zu 3 m hoch werden und wächst oft auf feuchten Wiesen. Sie vermehrt sich durch Samen, ist meist zweijährig und blüht nur ein Mal in ihrem Pflanzenleben.

Die zu verwendenden Teile an ihr sind Wurzel und Samen, aber auch die Stängel lassen sich verarbeiten. Die Wurzeln erntet man im frühen Frühjahr oder im Spätherbst, sie werden gereinigt, geschnitten und im Halbschatten getrocknet. Die Samen werden geerntet, kurz bevor sie abfallen.

Die Engelwurz oder heilige Angelika, wie ich sie insgeheim nenne, hat viele gut Eigenschaften.

Sie ist: magenstärkend, menstruationsfördernd, harntreibend, schweißtreibend, blutreinigend, nervenanregend, blähungswidrig und auswurffördernd.

Jedes Jahr bereite ich ein **Jahreskräutersalz**, die Samen der Engelwurz müssen da natürlich mit hinein, leicht im Mörser zerrieben entfalten sie einen einzigartigen Duft, zudem habe ich immer ein paar Samen und Wurzeln in einem Glas im Vorratsschrank.

Leidet jemand aus der Familie unter Blähungen oder hat zu viel und zu fett gegessen, kaut man einfach ein Stück Wurzel oder ein paar Samen, im Nu geht es einem wieder besser.

Für die kalte Jahreszeit eignet sich die Brustsalbe für Groß und Klein hervorragend.

Die Engelwurz ist **zum Himmel strebend und in der Erde verwurzelt**. Sie ist auch **Meisterin des Annehmens** sowie **die die Erde mit dem Himmel verbindet**, Erde – Milz – Pankreas (Bauchspeicheldrüse), und eine Yang-Pflanze.

Lasst mich eines noch in Erinnerung rufen:

> Wir Menschen auf dieser Erde könnten ohne Pflanzen gar nicht leben. Sie machen keinen Unterschied zwischen Rassen, Nationen, männlich, weiblich, Gut und Böse, sie schenken sich jedem. Pflanzen geben bedingungslos. Die Liebe steht im Mittelpunkt.
>
> *Denkt einmal darüber nach.*

Brustsalbe für Groß und Klein

- 2 EL getrocknete Wurzeln
- 1 EL Majoran getrocknet
- 150 ml Traubenkernöl (es geht auch jedes andere Bio-Öl)

Alles zusammen in eine kleine Pfanne geben und langsam erhitzen, kurz bevor es zu heiß wird, die Pfanne vom Herd nehmen und kalt werden lassen. Diesen Vorgang wiederhole ich ein paar Mal, das kann schon 2–3 Tage dauern. Danach das Öl abfiltrieren, wieder erwärmen und 30 g Bienenwachs beimengen. Wenn sich beides gut vermengt hat, in Salbentiegel füllen und vollkommen erkalten lassen, dann erst verschließen.

› Diese Salbe auf die Brust auftragen bei Husten, Bronchialleiden, Schmerzen in der Brust, rund um die Nase verteilen bei Schnupfen.

Tee aus den Wurzeln oder Samen

› Ein Tee aus den Wurzeln oder Samen wirkt ausgleichend auf die Nerven, stärkt das Lungengewebe, lindert Husten, hilft bei Krampfzuständen, sehr gut geeignet auch für Kinder.

Magenbitter

Möchte man daraus einen Magenbitter bereiten, kann man noch ein paar Zutaten hinzufügen.

- 10 g Engelwurz
- 5 g Anissamen
- 5 g Alantwurzel
- 5 g Schafgarbe
- 5 g Sternanis
- 3 g Wermut
- 3 g Tausendgüldenkraut

Alle Zutaten in eine weithalsige Flasche geben und mit 1 l Korn 40 % übergießen, 6 Wochen abgedeckt stehen lassen, öfter schütteln.

300 g Rohrzucker in etwas Wasser lösen und aufkochen, nach dem Abfiltern des Alkohols wird das Zuckergemisch dem Alkohol zugefügt.

In Flaschen füllen und nochmals 6–8 Wochen ruhen lassen.

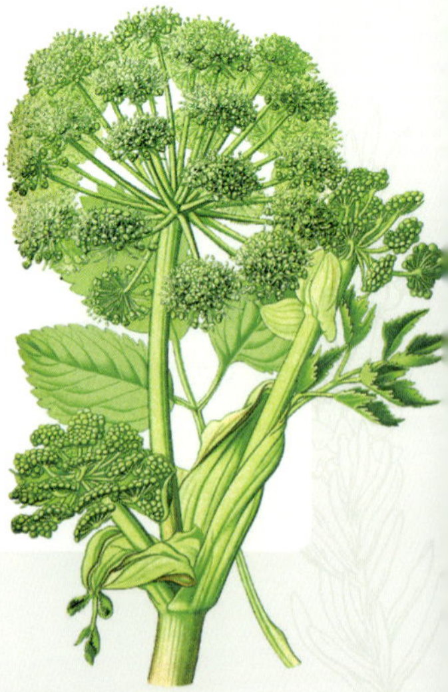

Frauenmantel

Alchemilla xanthochlora,
syn. A. vulgaris

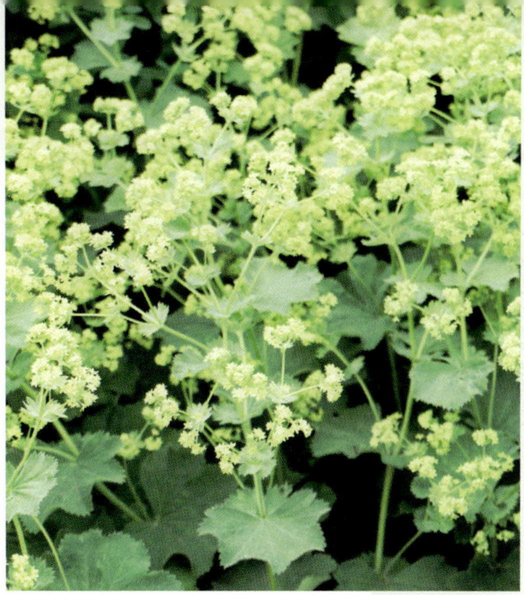

Der Frauenmantel ist mehrjährig, mag feuchte Böden und Sonne bis Halbschatten.

Gesammelt wird vom Frühjahr bis in den Herbst, verwendet werden die Blätter und das blühende Kraut.

Wie der Name schon sagt, ist der Frauenmantel ein Kraut für die Frauen, den Germanen war er heilig und der Göttin Freya geweiht. Später wurde er die Pflanze der Jungfrau Maria und zum Symbol für alle Schutzsuchenden.

Frauenmantel hat vielfältige Wirkungen: blutreinigend, entzündungshemmend, harntreibend, magenstärkend, menstruationsregelnd, milchfördernd, stopfend, wundheilend.

Man sagt ihm nach, das Blut dünnflüssiger zu machen und zu reinigen, darum soll man ihn in Form von Tee zu sich nehmen, auch als Mittel bei Krampfadern. Zudem stärkt er Bänder und Gewebe.

Er wird bei allen Frauenleiden eingesetzt: Eierstockentzündungen, Wechseljahrbeschwerden, Gebärmuttervorfall, Geschwüren, Unterleibsentzündungen, Weißfluss, auch fördert er die Milchbildung stillender Frauen.

› 3 Tassen pro Tag sind ausreichend für die Milchbildung.

Frauenmantel ist ein Wetteranzeiger, man glaubt, dass der Tau auf den Blättern bevorstehenden Regen anzeigt.

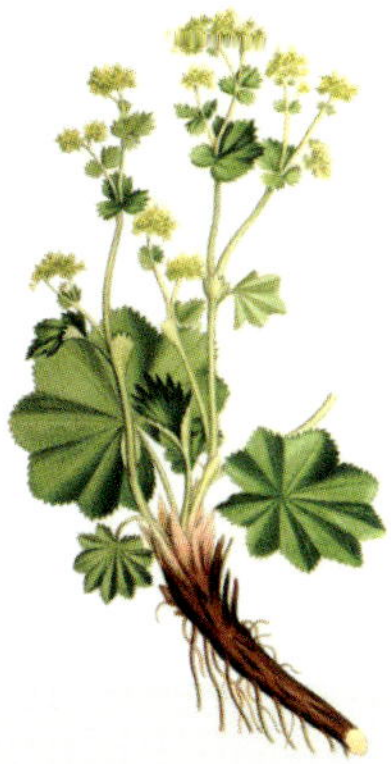

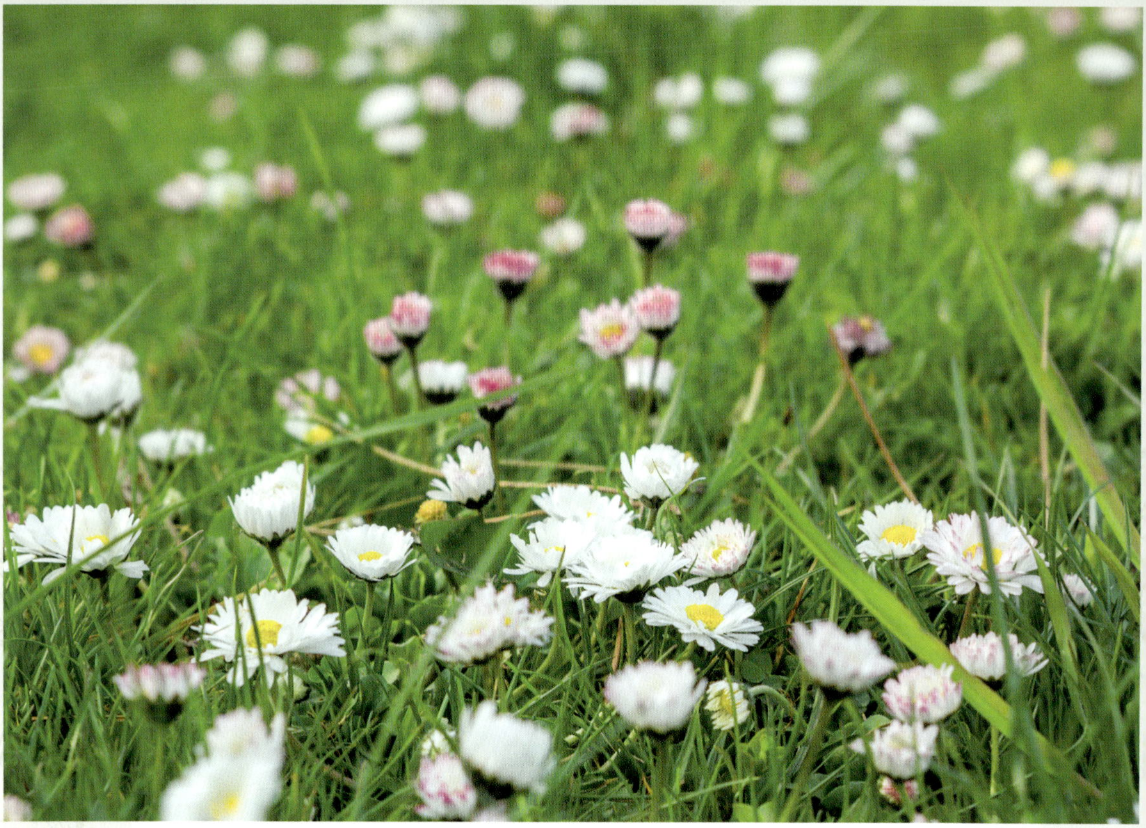

Gänseblümchen

Bellis perennis

Das Gänseblümchen steht uns von April bis September zur Verfügung. Es wirkt blutreinigend, schleimlösend und wassertreibend.

Für einen Frühlingssalat ist es hervorragend geeignet, enthält es doch um ein Vielfaches mehr Eisen als so manches Kulturgemüse.

Als Tee, Tinktur oder auch Frischpflanze werden dem Gänseblümchen weitreichende **Wirkungen** zugesprochen: gegen Arthritis, Rheuma, Erkrankungen der Atemwege, Verstopfung, Leber-, Nieren- und Blasenbeschwerden, schmerzhafte Periode, Husten, Gicht und Katarrhe.

Gänseblümchen geben dir ein Gefühl von Empfangen und Öffnen, Hingabe und Loslassen.

Gänseblümchenkapern

1 Tasse voll Blütenknospen 24 Stunden in Salzwasser einlegen, danach kurz mit heißem Wasser abspülen und in ein Glas füllen. Das Glas mit Apfelessig auffüllen und fest verschließen.

Zwei Wochen ziehen lassen.

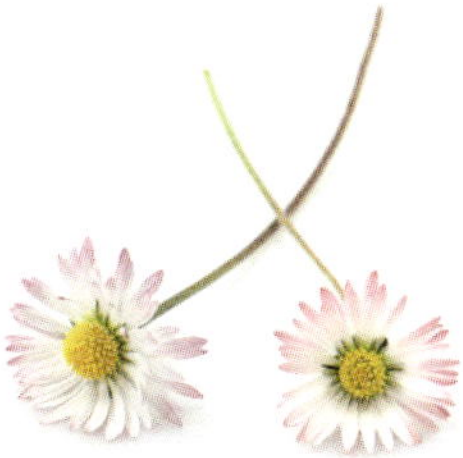

Gänseblümchengelee

- 1 l Bio-Apfelsaft
- 500 g Gelierzucker
- 2–3 EL Zitronensaft

Alle Zutaten vermengen und ca. 5 Minuten sprudelnd kochen. Bevor Sie die Masse in Gläser füllen, ca. eine Handvoll getrocknete Gänseblümchen dazugeben.

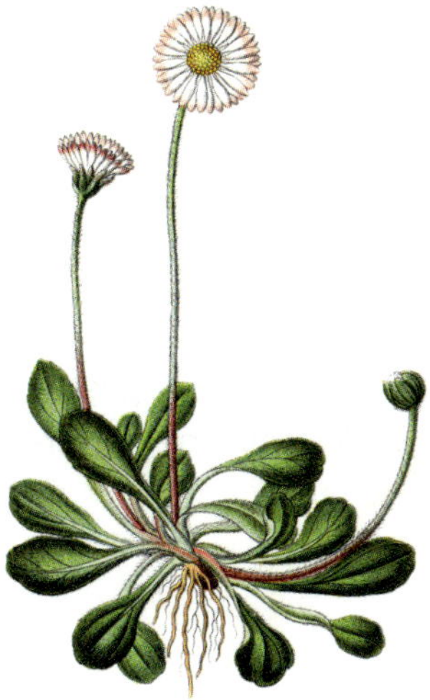

Hauswurz

Sempervivum tectorum

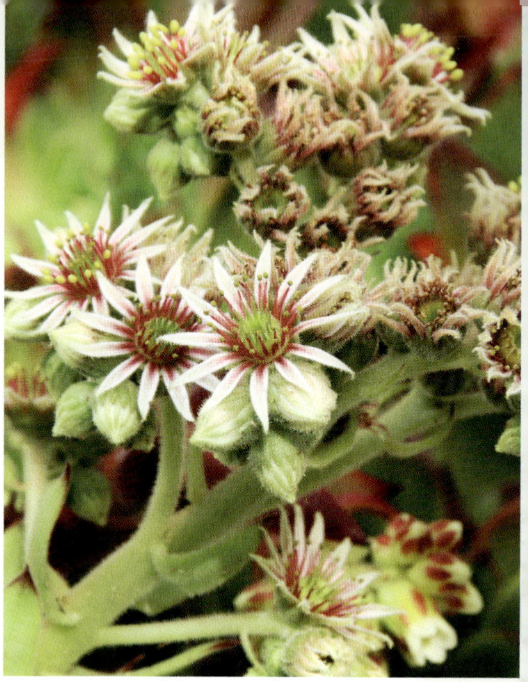

Die Hauswurz ist eine mehrjährige Pflanze, die geschützt und hauptsächlich nur noch in Hausgärten anzutreffen ist.

Die Blätter der Hauswurz können das ganze Jahr über gesammelt werden.

Sie ist ein Symbol für das ewige Leben und wird auch die heimische Aloe Vera genannt.

Wie diese besitzt sie auch weitreichende Eigenschaften: brand- und schmerzstillend, erweichend, erfrischend, kühlend, entzündungshemmend, wundheilend, wurmtreibend, hautfreundlich, fiebersenkend, krebsfeindlich.

Anwendungen: Bei schlecht heilenden Wunden von den Hauswurzblättern auf einer Seite die dicke Haut entfernen und die feuchte Seite des Blattes auf die Wunde legen.

Insekten und Bienenstiche lassen sich auf diese Weise auch lindern. Schuppenflechte (Psoriasis) lässt sich mit einer Hauswurzlotion verbessern. Die enthaltene Apfelsäure wirkt den Symptomen der Psoriasis entgegen.

Hast du die Hauswurz am Dach, brauchst du den Blitz nicht zu fürchten.

Hauswurzlotion

- Eine neutrale, pflegende Hautlotion mit einigen Tropfen frisch gepresstem Hauswurz-Saft vermengen und auf die betroffenen Stellen auftragen.

Herzgespann

Leonurus cardiaca

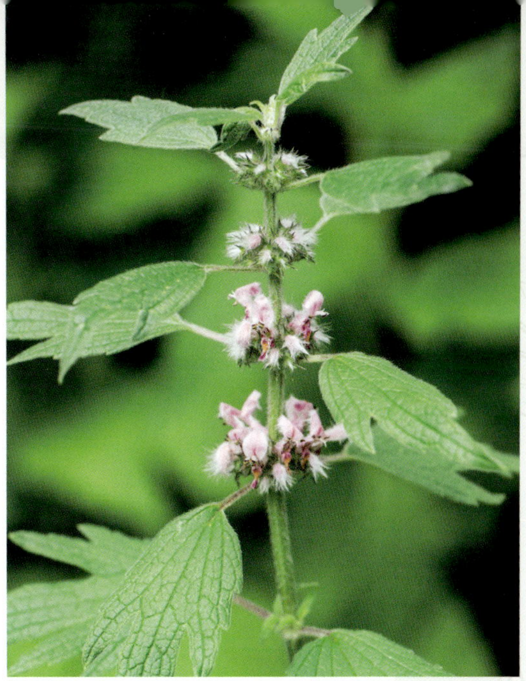

Auch Herzheil genannt, ist eine mehrjährige Pflanze, die durchlässige Böden und Sonne mag.

Gesammelt wird von Juni bis August das blühende Kraut.

Herzgespann ist, wie der Name schon verrät, herzstärkend, beruhigend, krampflösend und blutdrucksenkend.

Es wirkt auch auf die Gebärmutter, daher nicht während der Schwangerschaft benutzen.

Die ganze Pflanze ist bekannt für ihren grünen Farbstoff, der besonders Wolle schön färbt.

Der Tee aus Herzgespann schmeckt bitter und hat einen durchdringenden Geruch. Das sollte sie aber nicht davon abhalten bei folgenden Beschwerden zu Herzgespann zu greifen: leichter Herzschwäche, Herzflattern, nervösen Herzbeschwerden, Herzrhythmusstörungen, Krämpfen, Wechselbeschwerden, Atemnot.

Nach Wolfgang Schröder gibt es nicht nur die 24 Meisterkräuter, sondern auch die glorreichen Kräuter – die Ersatzspieler. Wenn gerade kein Meisterkraut zur Hand ist, kann man dahingehend ausweichen. Das Herzgespann ist so ein Ersatzspieler. Es ist dem Element Feuer zugeordnet und, wie der Name schon sagt, dem Herzen, es stärkt und beschützt Herz und Blut. Eine Yin-Pflanze.

Was ich persönlich am Herzgespann sehr schätze, ist, dass es eine einmalige Bienen- und Insektenweide ist. Ein solcher Strauch ersetzt allemal eine kleine Bienenwiese. Ich habe mein Herzgespann in diesem Jahr schon zwei Mal um die Hälfte gekürzt und es wächst immer weiter und setzt wieder Blüten auf bis in den Herbst hinein.

Einfach mal ein halbes Stündchen davorsitzen und das Treiben der Hummeln, Bienen und Schmetterlinge beobachten – das ist eine kurze Auszeit vom Alltag unseres Lebens.

Um ihr Herz zu stärken, bekommen meine Eltern jedes Jahr eine große Dose Herzgespann-Tee von mir, und ich weiß, es tut ihrem Herzen gut. Sehr einfach, aber effizient.

Herzgespann stärkt das Herz und erheitert deine Sinne.

Tee bei Schlaflosigkeit

Empfehlenswert bei Schlaflosigkeit ist ein Tee mit Herzgespann, Baldrian und Mistel.

Zu gleichen Teilen mischen, kalt ansetzen, nach 2 Stunden kurz aufkochen, 10 Minuten ziehen lassen.

› Am Abend vor dem Zu-Bettgehen eine Tasse trinken.

Tee zur Beruhigung

Ein Kaltwasserauszug-Tee ist dann die erste Wahl, wenn man damit sein Herz und sein Gemüt beruhigen will.

1 ½ Teelöffel Kraut in 250 ml Wasser 10 Minuten ziehen lassen.

› 3 Tassen pro Tag über 3 Wochen kurmäßig trinken.

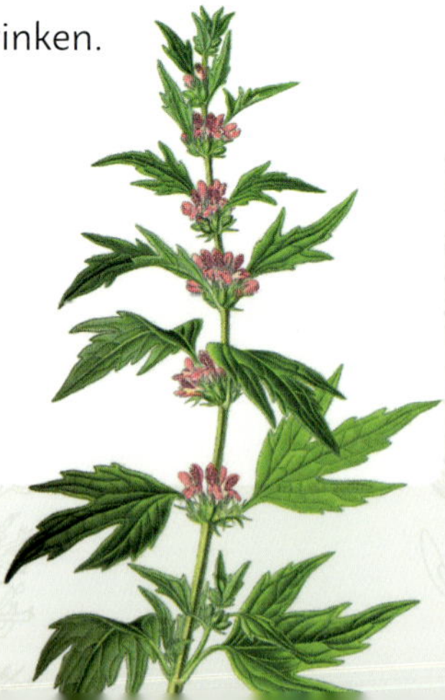

Himbeere

Rubus idaeus

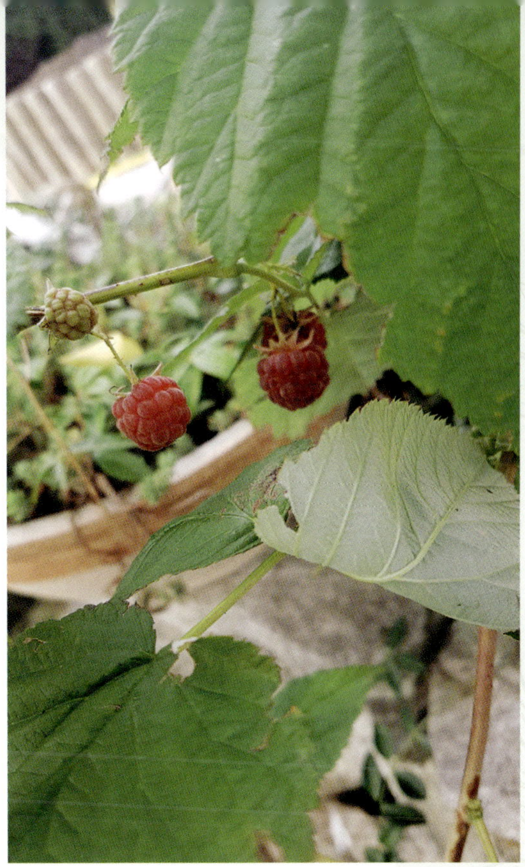

Verwendet werden die Früchte, jungen Triebe und Blätter von Mai bis August.

Durch die enthaltenen Gerbstoffe, Kalzium, Eisen, Karotin und die Vitamine B1, B2 und C wirkt sie entzündungshemmend, zusammenziehend und stopfend.

Sie gehört zu den wichtigsten Heilpflanzen in der Schwangerschaft. Ab dem 5. Schwangerschaftsmonat ab und zu eine Tasse Tee, aber 6–8 Wochen vor der Entbindung regelmäßig, das erleichtert die Geburt.

Ihre Inhaltsstoffe stärken die Gebärmutter und die Beckenbodenmuskulatur, sie lösen durch ihre entspannende Wirkung Verkrampfungen.

Nach der Geburt weiterhin den Tee trinken zusammen mit Frauenmantel, das fördert die Milchproduktion ebenso wie die Zurückbildung der Gebärmutter.

Reiner Himbeerblättertee hilft außerdem bei Frauenleiden, Wechseljahrbeschwerden, Fruchtbarkeitsstörungen, bei Krebserkrankungen vorbeugend, Durchfall, Nierenstörungen und Hautausschlägen.

Ein sehr wichtiger Aspekt bei den Himbeeren ist, dass sie in der Lage sind das weibliche Hormonsystem zu harmonisieren und ins Gleichgewicht zu bringen. Bei zu hohem Östrogengehalt wird es gesenkt, hat jemand einen zu niedrigen Wert, so wird er angehoben und ausgeglichen.

Dafür am besten geeignet ist ein **Gemmomazerat** aus den Knospen der Himbeere. Ihr könnt das Mazerat ganz einfach selbst herstellen.

Gemmomazerat

Ihr nehmt dafür im Frühling

- ca. 10 Stück Himbeerknospen
- 30 g Wasser
- 30 g Ansatzkorn (80 % Alkohol)
- 30 g Bio-Glycerin (aus der Apotheke)

Zerkleinert nun die Knospen und füllt alle Zutaten in ein Glas mit Schraubverschluss. Schüttelt das Glas jeden Tag ein Mal und lasst es einen Monat ziehen, es soll nicht direkt in der Sonne stehen.

Nach 4 Wochen könnt ihr das Mazerat filtrieren, es ist nun bereit, um verwendet zu werden.

› Ich fülle es in 30-ml-Sprühflaschen aus Glas und nehme kurmäßig im Frühling und im Herbst 3 Sprüh-Hübe täglich direkt in den Mund.

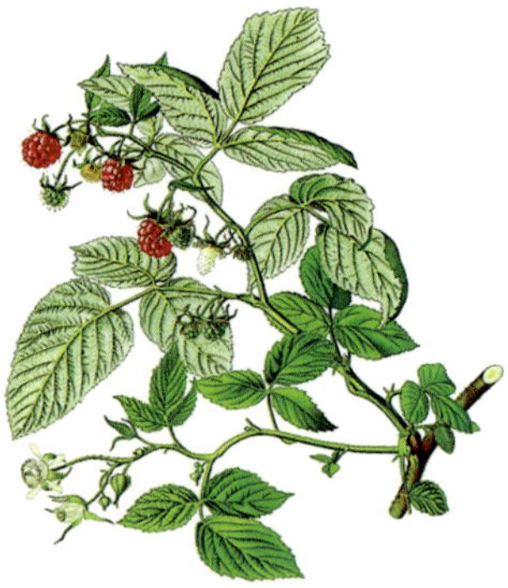

Holunder

Sambucus nigra

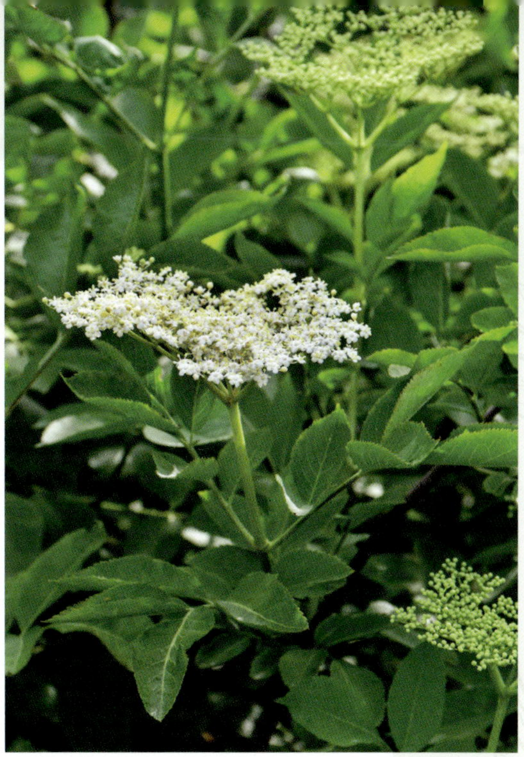

Verwendete Teile des Holunders: Blüten, Blätter, Früchte, Rinde und Wurzel.

Gesammelt werden: die Blätter vor und nach der Blüte, Beeren, wenn sie schwarz sind, Rinde im Frühjahr und die Wurzel im Frühjahr oder im Herbst.

Er wirkt blutreinigend, hustenstillend, bei Nieren- und Blasenbeschwerden und ist stuhlfördernd

Nach alten germanischen Überlieferungen wird der Holunder mit der Erd- und Himmelsgöttin Holle in Verbindung gebracht, der Göttin des Lebens und des Todes. Frau Holle ist zudem auch die Hüterin der Pflanzensamen, die sie den Winter über beschützt. Auch ist sie die Hüterin der Seelen von Verstorbenen.

Im Druidischen Baumkalender ist der Holunder der 13. und letzte Jahresbaum. Er schließt das Jahr ab und steht für Tod und Wiedergeburt.

Die germanische Göttin Freya, Göttin der Liebe und der Fruchtbarkeit, soll im Holler wohnen. Noch im 17. Jahrhundert war es verboten einen Holunderbusch zu fällen.

Vor dem Holunder zieh' den Hut, heißt es auch heute noch.

Der Holunder ist ein Hausbaum, da er die Nähe von Menschen bevorzugt. Er wächst am liebsten an Hausmauern, bei Scheunen, Ställen oder am Wegesrand. Warum wohl?

Fünkchen würde dazu sagen:

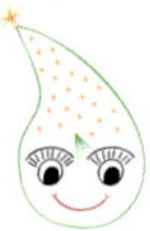

Nehmt, was Mutter Natur euch bietet, aber entfernt nie den ganzen Baum oder beschädigt ihn nie dermaßen, dass er nicht mehr überleben kann. Geht achtsam und bedacht mit den Schätzen, die unsere Erde uns zur Verfügung stellt, um.

Der Holunder ist eine wirksame Vorsorge für unser Immunsystem, er stabilisiert es und bietet unserem Körper Schutz vor Angriffen von außen.

Ein Tee aus den Blättern wirkt stark blutreinigend.

Der Tee aus der Rinde hat eine stark harntreibende Wirkung. Beim Rindentee muss man allerdings etwas beachten: Wird die Rinde von unten nach oben geschält, wird er zu einem Brechmittel, wenn sie von oben nach unten geschält wird, zu einem Abführmittel.

Tee aus kleinen Wurzeln und der inneren Rinde reinigt die Nieren und ist bei Wassersucht sinnvoll.

Heiß getrunkener Tee aus den Blüten wirkt schweißtreibend und fiebersenkend. Er unterstützt den Körper dabei, mit der Krankheit schneller fertig zu werden.

Als beruhigend ist der Blütentee bei Kopfschmerzen, Ohrenschmerzen und Zahnschmerzen zu verwenden.

Holunderbeeren werden roh nicht genutzt, da sie leicht giftig sind und Brechreiz sowie Durchfall verursachen können.

Um die Gesundheit zu unterstützen und Zivilisationskrankheiten vorzubeugen, sind Säfte, Marmelade, Weine und Schnaps aber hervorragend geeignet.

Aus dem althochdeutschen Wort **holuntar** leitet sich Holunder ab. **Holun** bedeutet so viel wie gnädig, günstig, heilig, der Wortteil **Tar** kommt von Baum oder Strauch.

Die Krippe von Jesus soll aus Holunderholz gefertigt gewesen sein.

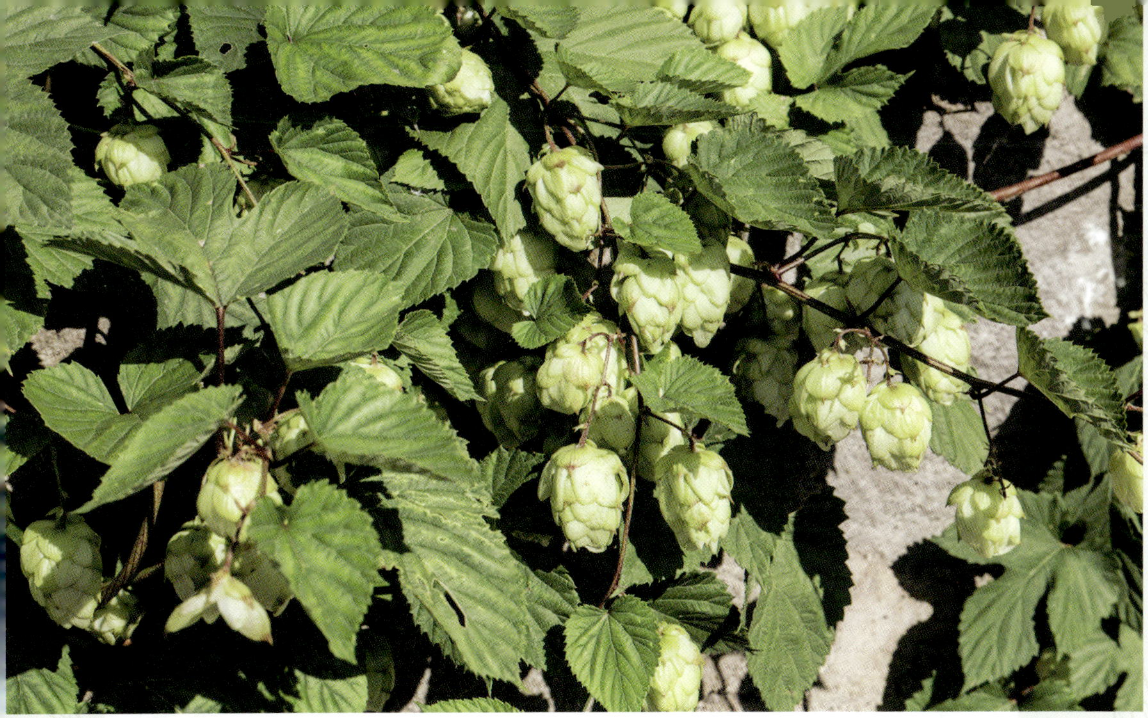

Hopfen

Humulus lupulus

Nein, es ist nicht Hopfen und Malz verloren,
manche genehmigen ihn sich auch vergoren.
Seine Blütenzapfen bereiten dir eine ruhige Nacht,
verwende ihn aber mit Bedacht.

Hopfen ist mehrjährig und gehört zur Pflanzenart der Hanfgewächse.

Verwendet werden weibliche Zapfen und Triebspitzen.

Er wirkt beruhigend, verdauungsanregend und schlaffördernd.

Hopfen gilt auch als Fruchtbarkeitssymbol, da er Jahr für Jahr neu ausschlägt und sprunghaft wächst.

Hopfentee

Dieser Tee hilft bei depressiven Verstimmungen, nervösen Magenbeschwerden, Nierenleiden, Harnverhalten, Leberleiden, Verdauungsschwäche, Appetitlosigkeit, Wassersucht und vorzeitigem Altern.

2 gehäufte Teelöffel Blüten mit 250 ml kochendem Wasser übergießen und 10 Minuten ziehen lassen.

› 2 Tassen täglich trinken.

Hopfenkissen

Alles am Hopfen ist zu verwenden, für einen guten und gesunden Schlaf, kann man ein Hopfenkissen nutzen.

Zusätzlich zum Hopfen kann man in dieses Kissen auch Zitronenmelisse, Waldmeister, Lavendel und Zirbenspäne geben.

Tinktur

Wer sich lieber jeden Abend einen Teelöffel Tinktur gönnen möchte, nimmt 2 Teelöffel Hopfenblüten, übergießt diese mit 100 ml Korn und lässt alles 10 Tage ziehen. Abseihen und fertig ist die Tinktur für einen erholsamen Schlaf.

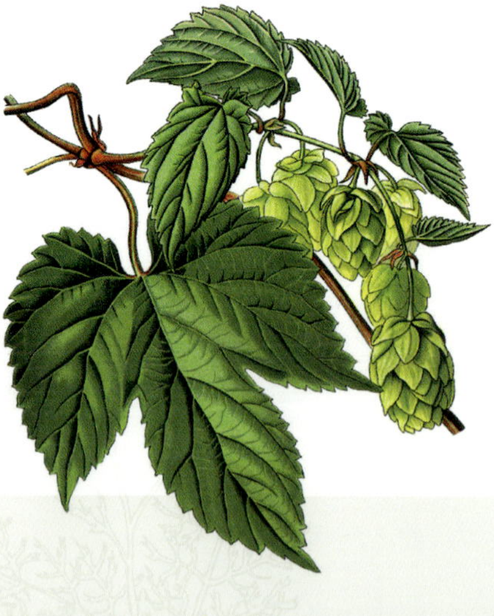

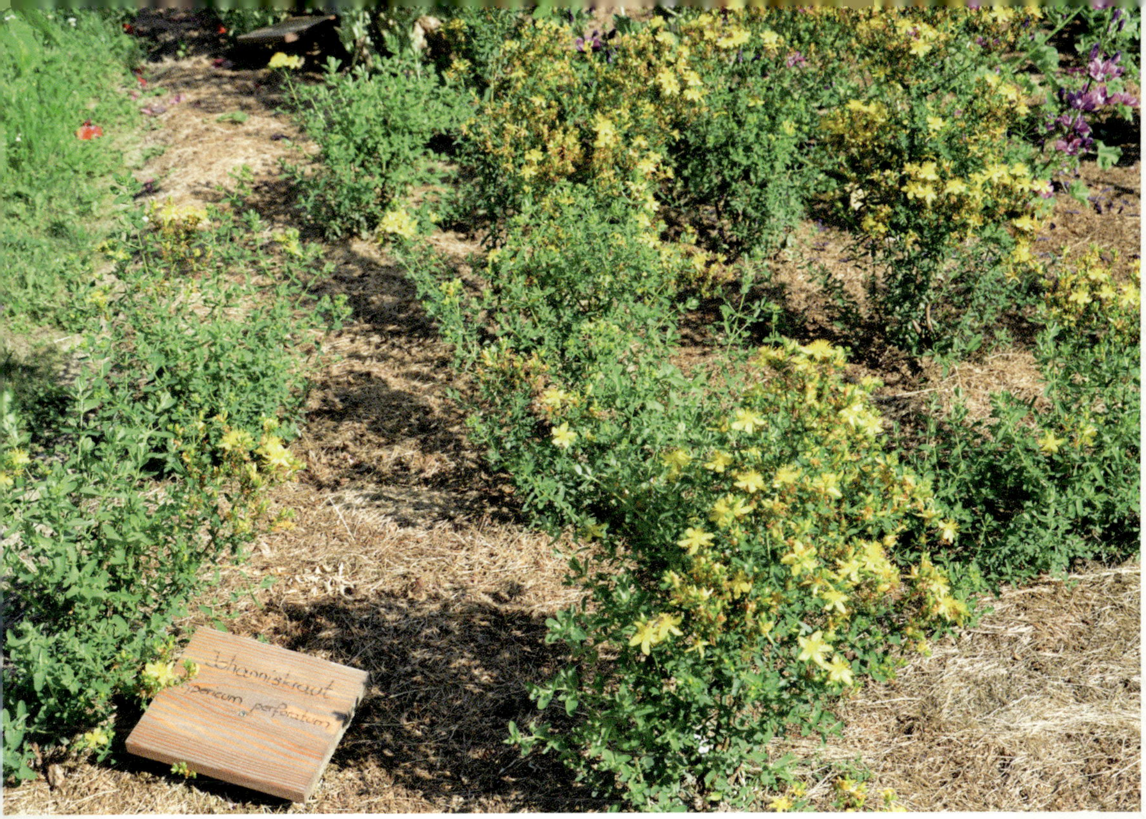

Johanniskraut

Hypericum perforatum

Das Blut Johannes sagen manche zu dir,
bringst ein Strahlen und Leuchten, ja das Leben zu mir.
Gelb wie die Sonne strahlst du uns entgegen,
doch pflückt man dich, unsere Hände in roten Saft sich legen.
Heilsam für Haut, Schlaf und Gemüt bist du,
durch deine Kräfte findet unsere Seele wieder Ruh.

Johanniskraut ist mehrjährig, geerntet wird im Sommer das obere Drittel des Krautes.

Durch das Anquetschen der Blüten tritt durch die Öldrüsen der rote Farbstoff aus, der auch für das bekannte Rotöl benötigt wird.

VORSICHT: Johanniskraut macht die Haut lichtempfindlich.

Es wirkt: beruhigend, blutverbessernd, entzündungshemmend, nervenstärkend und schmerzlindernd.

Für ein angegriffenes Nervenkostüm ist Johanniskraut unbestritten eines der besten Heilkräuter. Schon Hildegard von Bingen nannte es **Arnika der Nerven**

Schwangere und auch Frauen mit bestehendem Kinderwunsch sollten es vermeiden, da es die Abstoßung des Embryos anregt.

Der Wirkungsgrad von Johanniskraut-Tee oder -Tinktur ist immens vielfältig, daran schon erkennt man die Besonderheit dieser Pflanze: einzusetzen bei nervösen und entzündlichen Erkrankungen, Überanstrengung, Unruhezuständen, nervösem Herz, Magenleiden, Unterleibskrämpfen, melancholischen Zuständen, Depressionen, Blähungen, Bettnässen, Leberleiden.

Sie ist in der Lage Übertragungssubstanzen im Gehirn (Neurotransmitter) zu stimulieren und setzt dabei die Reaktionsfähigkeit des Körpers nicht herab. Bei fehlender Sonne im Winter kann der regelmäßige Genuss von Johanniskrauttee die Stimmungslage sehr verbessern.

Johanniskraut hat ein heilsames und erhellendes Wesen, das von Licht und Wärme durchdrungen ist.

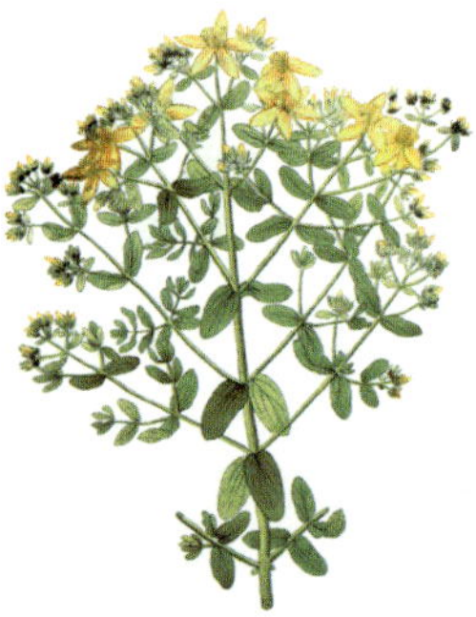

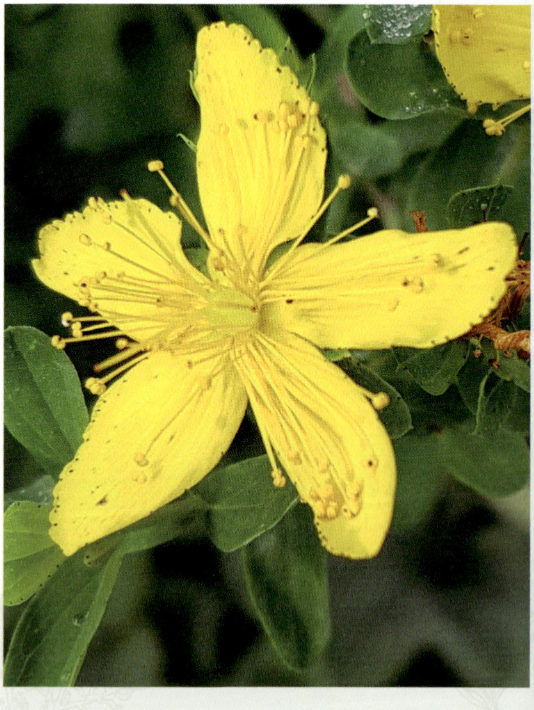

Johanniskrautöl

Frische Blüten und Knospen werden etwas angequetscht (sehr gut geht das, indem man sie auf die Hälfte eines Backpapiers legt, die andere Hälfte Papier darüberklappt und dann mit dem Nudelholz das Kraut anquetscht) und in ein weithalsiges Glas gegeben. Mit Olivenöl aufgießen und 6–8 Wochen in die Sonne stellen, regelmäßig schütteln. Wenn das Öl sich dunkelrot gefärbt hat, kann man es abseihen und in Flaschen füllen.

Kühl und dunkel gelagert hält sich dieses Rotöl ca. 1 Jahr.

› Mit Johanniskrautöl kann man hervorragend seine Haut pflegen. Ich verwende es in jeder Wund- und Heilsalbe.

› Johanniskrautöl kann man auch innerlich anwenden, man nimmt 2–3 Esslöffel am Tag zu sich. Das verringert die Schmerzen bei Brandwunden und Koliken, auch ist es ein sehr gutes Nervenmittel und bei hormonellen Störungen und klimakterischen Depressionen einsetzbar.

In unseren Breiten und bei normalem Sonnenbaden braucht man vor einer zu hohen Lichtempfindlichkeit der Haut kaum Angst zu haben. (Vorsicht eigentlich nur im Süden und beim Besuch im Solarium)

Meine Hausteemischung „Kumowa“

- 30 g Johanniskraut
- 30 g Hopfenblüten
- 30 g Zitronenmelisse
- 10 g Lavendelblüten
- 10 g Baldrianwurzel

2 Teelöffel Kraut mit 250 ml kochendem Wasser übergießen, 10 Minuten ziehen lassen.

› 1–2 Tassen täglich trinken, macht ein frohes Gemüt.

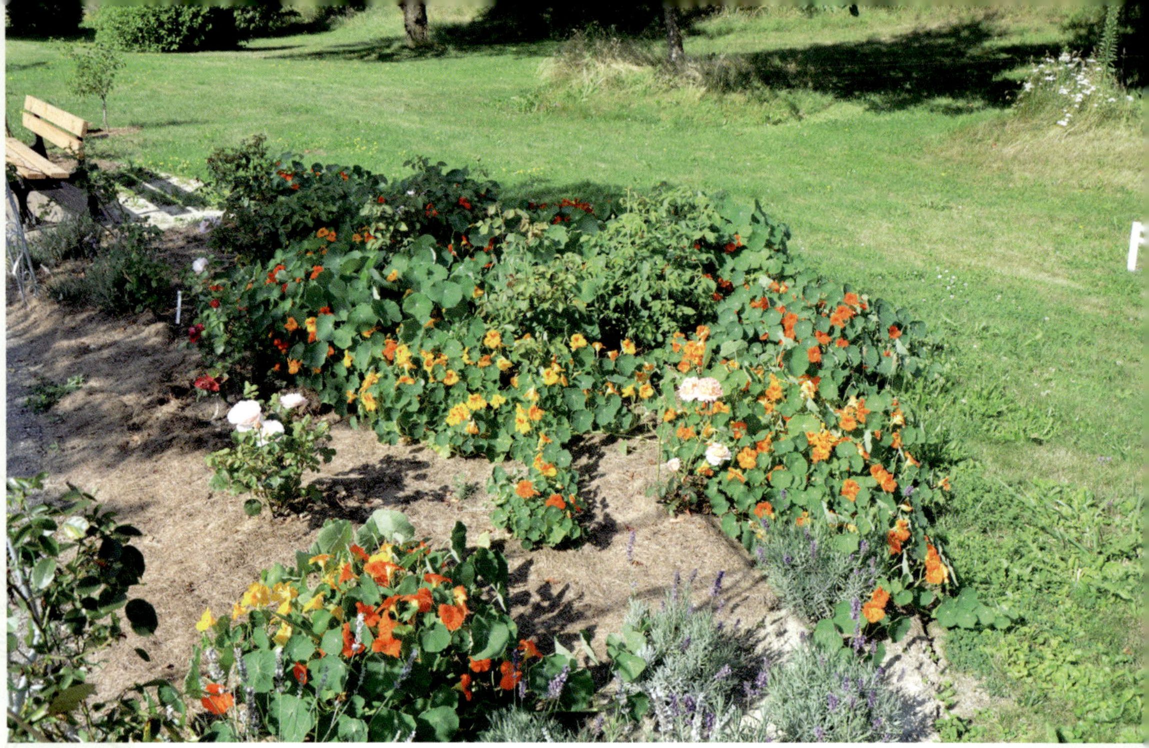

Kapuzinerkresse

Tropaeolum majus

Die Kapuzinerkresse, auch Fenstergucker1 genannt, ist eine einjährige Pflanze.

Den ganzen Sommer über kann man ihre Blätter und Blüten verwenden.

In allen Teilen der Pflanze befindet sich natürliches Penicillin, das die Vermehrung von Bakterien verhindert, darum wird sie auch als Naturantibiotikum bezeichnet.

Das Antibiotikum wird beim Verzehr aus dem ätherischen Öl freigesetzt und über Harn und Atem wieder ausgeschieden.

Durch diese Breitbandwirkung hilfst sie bei entzündlichen Erkrankungen der Harnwege und Nieren, bei Infektionen der Atemwege, Nebenhöhlenentzündungen, Angina, Bronchitis und Schnupfen.

Die Kapuzinerkresse wirkt desinfizierend, wundheilend, entzündungshemmend, hautdurchblutend und appetitanregend.

Schon die Inkas sollen die Pflanze für Heilzwecke genützt haben, man setzte sie als Schmerzmittel ein und behandelte infizierte Wunden damit.

Frisch genossen kann sie ihre ganze Wirkung entfalten, im getrocknetem Zustand verliert sie ihre Wirkkraft.

Um diese auch über die Wintermonate zu erhalten, konserviere ich die Blätter und Blüten gerne in Apfelessig. Diesen gebe ich täglich über meinen Salat.

Kapuzinerkresse-Essenz

2 Handvoll Blüten und Blätter mit 300 ml Korn übergießen und 14 Tage in die Sonne stellen, abfiltern und in Flaschen füllen.

So hat man sein natürliches Antibiotikum (keine Nebenwirkungen) immer vorrätig.

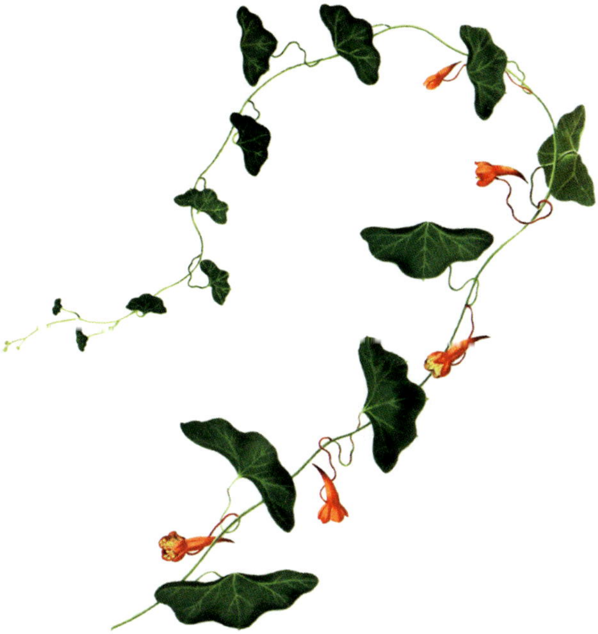

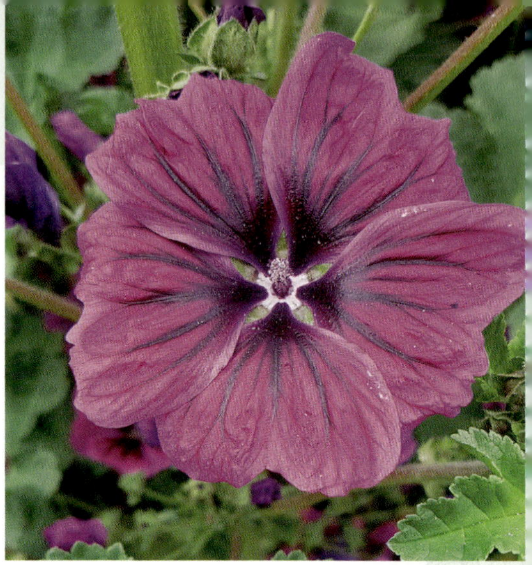

Käsepappel

Malva sylvestris

Sie wird auch Algiermalve genannt. Sie ist ein- bis mehrjährig und kann schon 1 m hoch werden.

Geerntet werden von Juni bis September das blühende Kraut und die Samen.

Käsepappel wirkt erweichend, reizlindernd und wundheilend.

Aufgrund ihres hohen Schleimgehaltes ist ein Aufguss von Blüten und Blättern entzündungshemmend und reizlindernd.

Sie hat ein breit gefächertes Wirkspektrum: bei Husten, Katarrhen der Atemwege, Schleimhautentzündungen im Darm- und Magenbereich, Ausschlägen, Flechten, Durchfall, Krämpfen, Gebärmutterleiden und Gelenkrheumatismus. Gegen zu viel Magensäure wirkt der Schleim der Pflanze wie ein Puffer, um die Schleimhäute wird dabei eine Schutzschicht gebildet.

Außerdem ist die Käsepappel eine Einschleuserpflanze für Natrium. Sollte aus welchem Grund auch immer, der Stoffwechsel gestört sein, ist sie eine natürliche pflanzliche Hilfe, um die Dinge wieder in Einklang zu bringen.

Das Malvengewächs ist ein Ersatzspieler unter den Meisterkräutern. Sie ist dem Element Erde zugeordnet, körperlich dem Magen, Yin.

Malventee

Der Tee schmeckt auch Kleinkindern und wird von ihnen gut vertragen.

2 Teelöffel Blüten oder Blätter mit 250 ml warmem Wasser übergießen, einige Stunden oder über Nacht ziehen lassen.

› 2 Tassen pro Tag sind schon ausreichend.

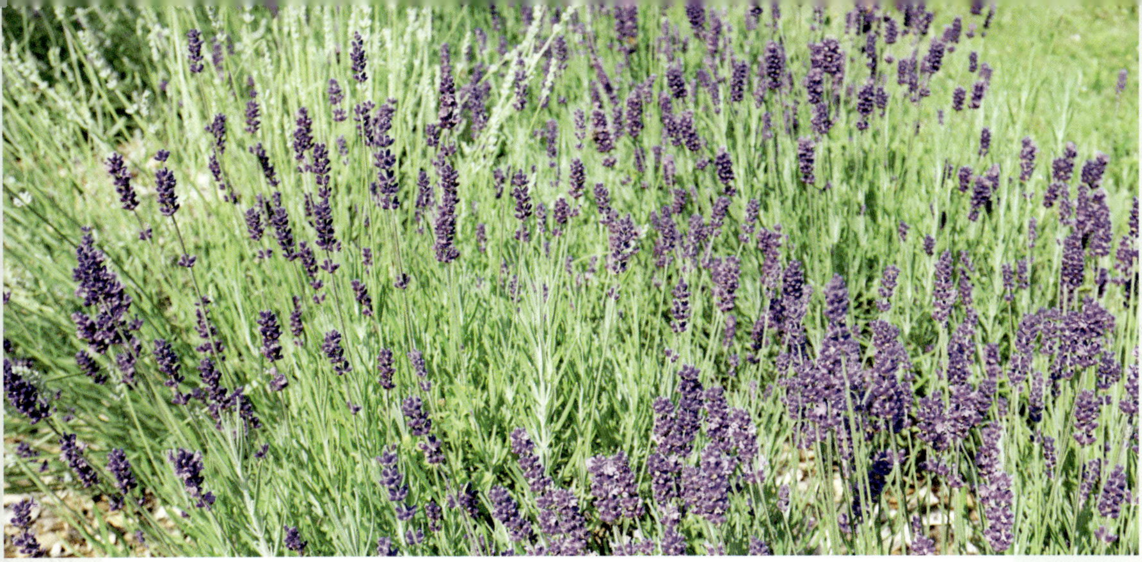

Lavendel

Lavandula angustifolia

Unverwechselbar steigt dein Duft uns in die Nase,
begleitest uns durch so manche Lebensphase.
Selbst zu Babys Haut bist du sanft und fein,
gibst in jeder Kräuterküche dein Stelldichein.

Lavendel ist eine mehrjährige Staude, die einen wasserdurchlässigen Boden und volle Sonne liebt. Gesammelt werden die Blüten, sobald sie sich öffnen.

Lavendel wirkt desinfizierend, beruhigend, schlaffördernd, krampflösend und durchblutend.

Er entspannt, ohne müde zu machen, und ist damit ein klassisches Nervenberuhigungsmittel. Bei Unruhezuständen, Einschlafstörungen, Nervenleiden, Erschöpfung, Altersschwäche, Herzklopfen wirkt der Tee aus den Lavendelblüten sehr gut.

Das Mittel der ersten Wahl ist Lavendel auch bei Verbrennungen, dabei wird das ätherische Öl verwendet, es ist eines der wenigen, das pur auf unsere Haut darf.

LAVENDEL-HYDROLAT

Sehr ans Herz legen möchte ich ihnen das Lavendel-Hydrolat.

Das Hydrolat entsteht bei der Destillation von Lavendel-Pflanzen. Für das Hydrolat aus dem Echten Lavendel (*Lavandula angustifolia*) werden sowohl die Blüten des Lavendel (*Lavandulae flos*), als auch das daraus gewonnene ätherische Lavendelöl (*Lavandulae aetheroleum*) verwendet.

- Innerlich eingesetzt hilft das Öl bei Unruhe, Nervosität, allgemeiner Erschöpfung und Schlafstörungen.
- Das Hydrolat kann bei starken schmerzhaften Blähungen und Magen-Darm-Beschwerden helfen und wegen seiner gallensaftanregenden Wirkung auch die Verdauung von schweren Speisen verbessern. Da es sehr sanft wirkt, ist es gut für empfindliche Personen und Kinder geeignet.

DIE ANWENDUNG VON LAVENDEL-HYDROLAT (AUSZUG)

- Beruhigend
- Entzündungshemmend
- Gegen Insekten
- Bei Nervosität und Einschlafstörungen, Nervenschwäche
- Bei Magen-Darm-Beschwerden, Magenkrämpfen

Lavendel-Hydrolat ist insgesamt kräftigend, regenerierend, durchblutungsfördernd, ausgleichend und fördert das Ein- und Durchschlafen. In der Hautpflege wird Lavendel-Hydrolat wegen seiner stark antibakteriellen Wirkung vor allem bei fettiger Haut und zur Hautregeneration verwendet.

- Äußerlich wird Lavendel-Hydrolat auch gerne in Form von Bädern eingesetzt. Erwiesenermaßen hilft es hier bei Kreislaufstörungen.

DIE WIRKUNG VON LAVENDEL

Viele der über 2000 im Lavendel enthaltenen pflanzlichen Inhaltsstoffe sind bereits entdeckt und sehr gut erforscht.

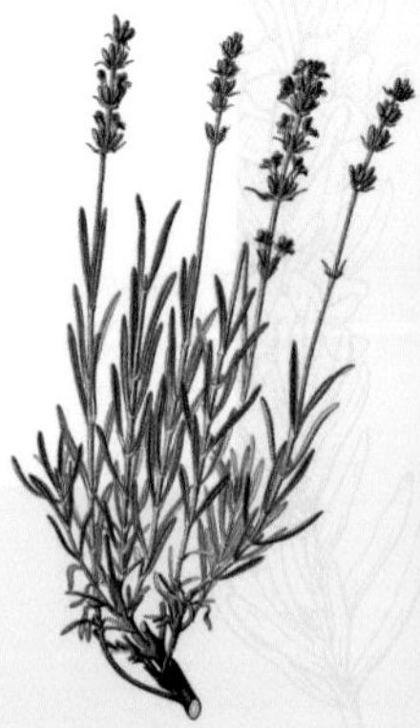

Die bekanntesten förderlichen Inhaltsstoffe sind Linalool, Linalylacetat, Kampfer und Cineol. Linalool ist ein wichtiger Inhaltsstoff im Lavendel und verantwortlich für seine antiseptische, entzündungshemmende und antimikrobielle Wirkung. Linalylacetat ist mitverantwortlich für den charakteristischen Duft der Pflanze und wirkt beruhigend und entspannend auf das Nerven- und Hormonsystem.

Linalylacetat spielt eine bedeutende Rolle bei der positiven Wirkung auf die Psyche, indem es u. a. das zentrale Nervensystem beruhigt, die Nerven vor Reizüberflutung schützt und übermäßige Gefühlsregungen besänftigt.

DOSIERUNG

Hydrolat zur innerlichen Anwendung: Bei Unruhe, Nervosität, aber auch bei Magen-Darm-Beschwerden wird die Einnahme von reinem Hydrolat empfohlen.

› Geben Sie hierzu 1–4 Tropfen Hydrolat auf ein Stückchen Zucker. Lassen Sie den Zucker mit dem Lavendel-Hydrolat auf der Zunge zergehen.

Hydrolat zur äußeren Anwendung: Zur Regenerationsförderung der Haut, gegen Entzündungen und Schmerzen.

› Das Lavendel-Hydrolat kann direkt auf die Haut aufgetragen werden. Es muss nicht verdünnt werden.

› Bei Hautbeschwerden wie Akne, aber auch bei rheumatischen Beschwerden und Nervenschmerzen kann es eingesetzt werden.

Aus eigener Erfahrung kann ich bestätigen, dass das ätherische Lavendelöl auch hervorragend bei leichten bis mittleren Verbrennungen hilft (solange es keine offene Wunde ist).

› Das ätherische Lavendelöl nach dem Kühlen der Verbrennung pur auch die verbrannte Haut auftragen, in meinem Fall blieb weder eine Rötung noch eine andere Hautschädigung zurück.

Lavendel ist ein Ersatzspieler in der Meisterkräutertherapie. Er wird dem Element Feuer zugeordnet und dem Dreifach-Erwärmer, dem oberen Erwärmer, der den Liebeskummer löst, Yang.

Liebstöckel

Levisticum officinalis

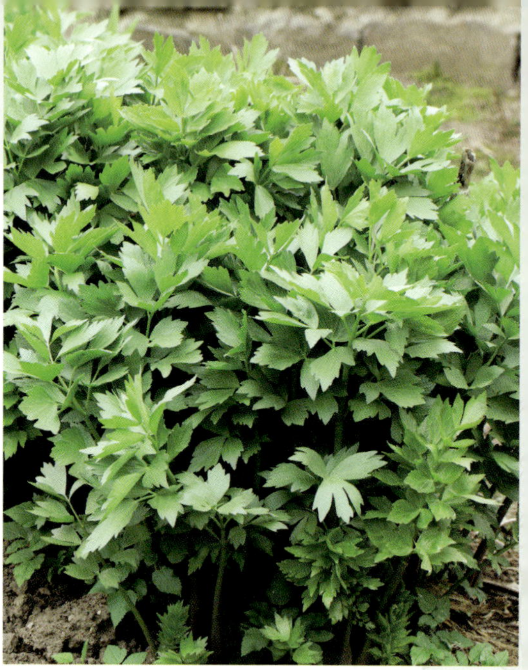

Es steigert nachweislich
deine Liebeslust,
mit Liebstöckel vergeht
der Alltagsfrust.
Nicht nur für die Suppe
eine wahre Freude,
für Mann und Frau,
kleine und große Leute.

Liebstöckel, auch Maggikraut oder Luststöckl genannt, ist uns bestens als Suppenkraut bekannt.

Die Pflanze ist mehrjährig.

Geerntet wird vom Frühjahr bis zum Herbst, verwendet werden können das Kraut, die Wurzel und die Samen.

Liebstöckel wirkt harntreibend, hormonsteigernd, magenstärkend, appetitanregend, auswurffördernd und stuhlfördernd.

Durch ihren intensiven Geruch würde man die Pflanze auch blind erkennen.

Die Blätter sind ein hervorragender Salzersatz für viele Gerichte.

Tee aus Wurzeln und Blätter stillt Bauch- und Kopfweh, wirkt auf die inneren Organe wie ein Reiniger und stärkt die Unterleibsorgane. Liebstöckel ist gut für die Blase, Nieren, Milz, Leber, Herz, Magen und die Gebärmutter.

Liebstöckel-Luststöckl – wie der Name vermuten lässt, wurde das Kraut früher sehr gerne dafür verwendet, um daraus Liebestränke zu machen und das Begehren zu wecken.

Das Meisterkraut Liebstöckel wird dem Element Wasser zugeordnet und der Blase. Liebstöckel ist der Meister des Unterleibs, der die Blase wärmt und das Liebesfeuer entfacht, Yang.

Liebstöckelwein

1 Handvoll frische Blätter und/oder Wurzeln in ein Einmachglas geben, mit 1 Liter gutem Weißwein auffüllen und 10 Tage stehen lassen. Abfiltern.

› Vor jeder Mahlzeit ein Likörglas davon trinken.

› Hilft bei Sodbrennen, Völlegefühl und Aufstoßen.

Lusche-Schnaps

Der „Lusche" ist ein spezieller Schnaps. Unter Umständen vermag er wirklich das Begehren zu wecken. Ich gebe euch aber keine Garantie darauf.

Etwa 300 g frisches Liebstöckel fein schneiden und in ein weithalsiges Glas füllen, mit 38 % Korn übergießen und 10–14 Tage an einem warmen Ort ziehen lassen, keine direkte Sonne.

Danach abseihen. 100 g weißen Kandiszucker mit 200 ml Wasser aufkochen, bis der Zucker sich gelöst hat. Schnaps und Zucker vermengen. In die vorbereiteten Flaschen einen Stängel frisches Liebstöckel geben und den Schnaps einfüllen.

› Dieser Lusche ist nicht nur bekömmlich, sondern auch ein ganz besonderes Mitbringsl.

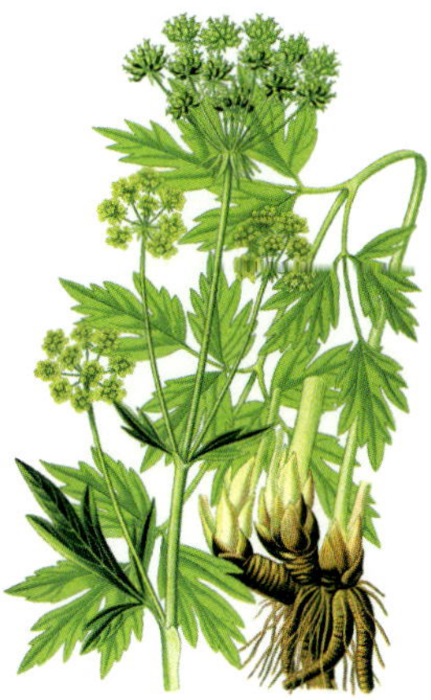

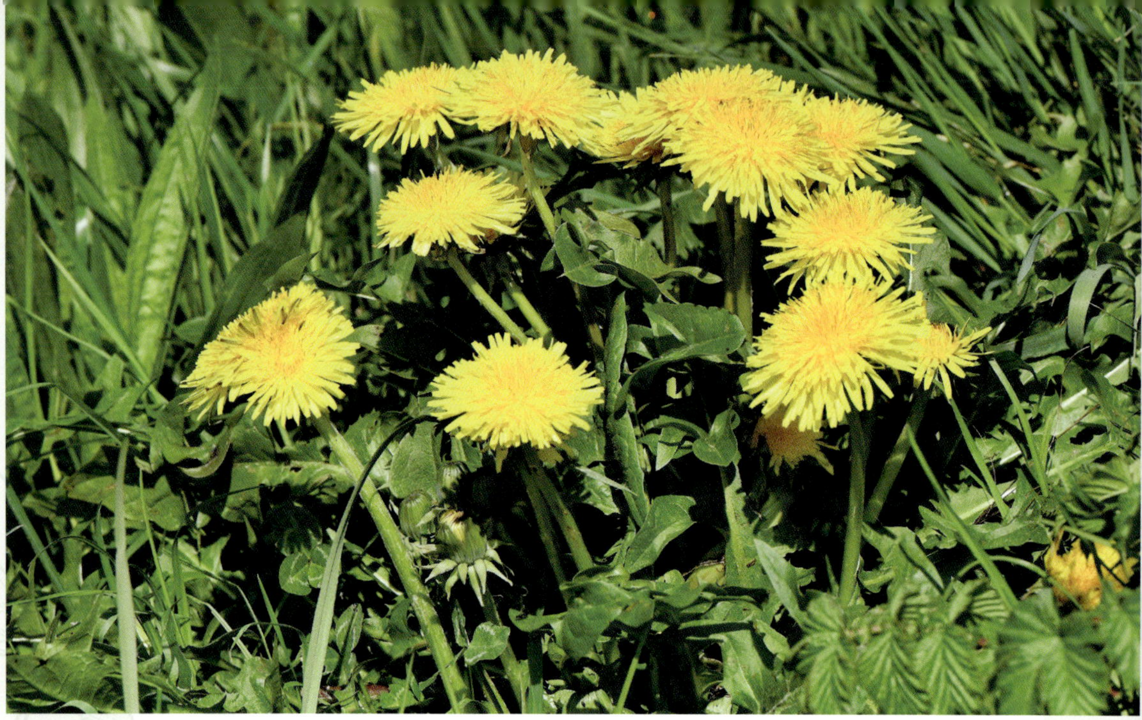

Löwenzahn

Taraxacum officinalis

Pusteblumen, wohin ich sehe,
kleine Schirmchen fliegen, wo ich gehe und stehe!

Auf in den Frühling, mit dem wertvollen **Unkraut** Löwenzahn!

Der in der Volksheilkunde hohes Ansehen genießende und bei Gartenbesitzern sehr unbeliebte Löwenzahn besitzt eine Kraft, die man sich zunutze machen sollte.

Die Pflanze hat eine große blutreinigende, gallenflussfördernde, nierenanregende, leberstärkende, stoffwechselanregende und antirheumatische Wirkung.

Sehr reich an Mineralstoffen, Vitaminen und Enzymen, belebt der Löwenzahn alle Körperfunktionen. Zudem ist er ein Zellkommunikator für Kalzium. Hat man eine gestörte Kalziumaufnahme, soll man Löwenzahn vermehrt verwenden.

Sammelzeit ist das ganze Jahr über, die Wurzeln aber nur im Frühjahr oder Herbst, da sie dann die größte Heilkraft besitzen.

Die Wurzel hat es wirklich in sich, sie weist große Mengen an verschiedenen Vitaminen, Kohlenhydraten und vor allem Kalium auf, daher die entwässernde Wirkung des Löwenzahns.

Im Vordergrund stand schon immer die innerliche Anwendung der Pflanze. Löwenzahn hat einen positiven Einfluss auf Magen, Darm, Leber, Galle, Milz und Bauchspeicheldrüse. Die entwässernden, entgiftenden und anregenden Kräfte machen ihn zum idealen Begleiter jeder Frühjahrskur. Ich kann nur jedem empfehlen, es selbst zu probieren, und möchte euch für ein paar meiner Lieblingsrezepte begeistern.

Das Meisterkraut Löwenzahn wird dem Element Holz zugeordnet und der Gallenblase. Löwenzahn ist der Meister der Gewebeentgiftung, der löwenstark den Stoffwechsel anregt, Yin.

Als Salat verwendet mit Kartoffeln, Eiern und Gänseblümchen ist er uns schon von Kindheit her bekannt, aber habt ihr ihn schon mal als Likör oder Sirup probiert?

Ich kann nur sagen: lecker und sehr bekömmlich.

Löwenzahnsirup

Voll erblühte Blütenköpfe schichtet man in einen verschließbaren Steingut-Topf. Nach jeder Schicht Blüten kommt eine Schicht Zucker (Bio-Rohrzucker), einige Wochen stehen lassen, bis der Zucker zur Gänze zergangen ist.

- Den entstandenen Honig löffelweise essen oder als Brotaufstrich verwenden.
- Er hat eine wunderbare Reinigungsfunktion für unseren Körper und unterstützt Galle und Leber.

Löwenzahnlikör

40 Blüten mit 500 ml 40 % Korn übergießen, 2 Wochen in der Küche stehen lassen, immer mal schütteln. Den Ansatz filtern, 250 g Kandiszucker mit 500 ml Wasser zu einem Sirup einkochen. Beide Flüssigkeiten mischen und in Flaschen füllen.

› Schmeckt sehr gut als Verdauungshilfe nach dem Essen.

Löwenzahnblättertee

Je 2–3 frische Löwenzahn-, Brennnessel- und Gierschblätter grob zerkleinern. 2 Teelöffel der Mischung mit 250 ml siedendem Wasser übergießen, 10 Minuten ziehen lassen und abseihen.

› 6 Wochen 3 Mal täglich 1 Tasse Tee und 1 Glas Wasser trinken.

› Regt den Stoffwechsel an, unterstützt die Blutreinigung und fördert die Entschlackung.

Löwenzahnsalz

Getrocknetes Löwenzahnkraut und -wurzel, Brennnesselsamen, Spitzwegerich, Schafgarbe und Gierschblätter fein mörsern. Das Pulver mit Ur- oder Steinsalz 1:1 mischen.

› Sehr gut zum Würzen von Butterbroten, Salatsoßen, Kräutersuppen und allen Speisen der leichten Frühjahrsküche.

Löwenzahnkaffee

Getrocknete Löwenzahnwurzeln fein mahlen und wie Kaffee in einen Filter geben – 1 Teelöffel pro Tasse mit heißem Wasser übergießen.

› Mit etwas Milch als gesunden, koffeinfreien Kaffeeersatz oder zur Förderung der Verdauung trinken.

Wohl bekomm's!

Mädesüß

Filipendula ulmaria

Flauschig, üppig und doch so zart stehst du am Wegesrand, warst in der Antike, bei den Druiden und selbst der heiligen Maria wohlbekannt. Süß und verheißungsvoll dein lieblicher Duft, streckst deine zarten Blüten hoch in die Luft.

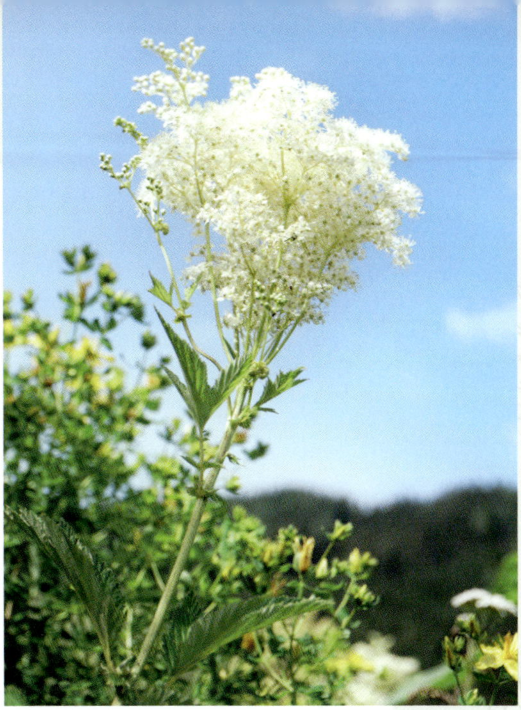

Mädesüß wird auch Wiesengeißbart genannt und ist ein mehrjähriges Rosengewächs.

Gesammelt werden die Blüten von Juni bis September. Blätter und Wurzeln werden auch verwendet.

Mädesüß wirkt blutstillend, harntreibend, schmerzlindernd und schweißtreibend. Die Blüten enthalten große Mengen Salicylsäure-Verbindungen und Gerbstoffe, die uns bei grippalen Infekten und Infektionskrankheiten zugutekommen.

Mädesüßtee findet Anwendung bei: Nierenbeschwerden, rheumatischen Beschwerden, Erkältungskrankheiten und Grippe. Kopfschmerzen, Gliederschmerzen und hohes Fieber werden zurückgedrängt.

In Getränken kann man die Blüten als Zuckerersatz verwenden, einfach probieren, weniger ist oft mehr.

Schon 1597 wurde Mädesüß als Heilpflanze gegen das Viertagefieber erwähnt. Der Markenname **Aspirin** stammt von dieser Pflanze. Das **A** kommt von Acetyl und das **spirin** stammt von der Spiraeasäure.

Mädesüßtee

1–2 Teelöffel Kraut und Blüten mit 250 ml kochendem Wasser übergießen und 10 Minuten ziehen lassen.

- Zwei Tassen pro Tag trinken. Bis zu 4 Tassen Tee kann man einnehmen, wenn man ihn zur Blutreinigung benutzen möchte.
- Auch bei Kopfschmerzen kann man den Tee verwenden, genauso wie Aspirin, es hat die gleichen Indikationen.

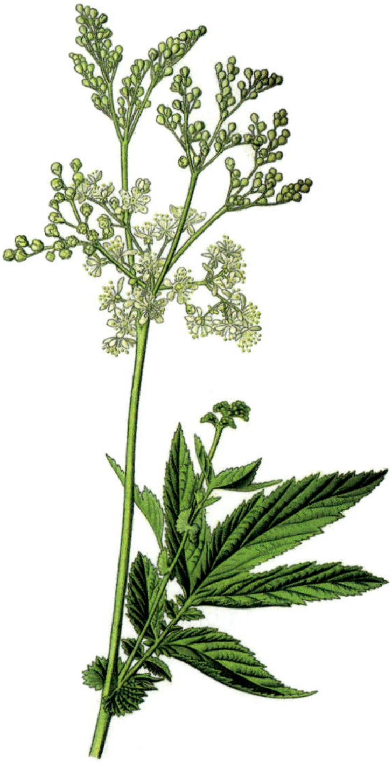

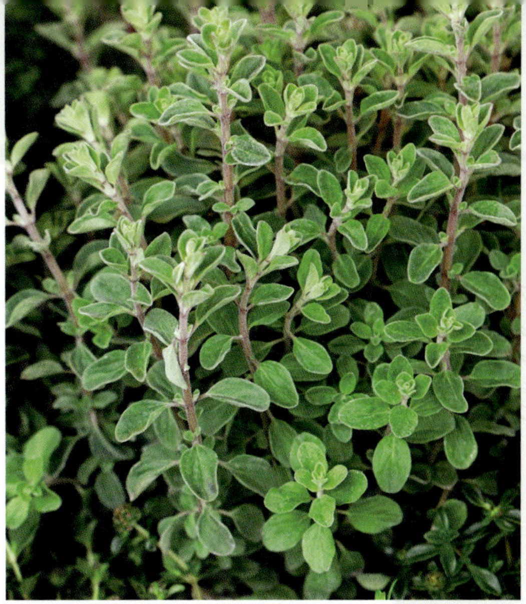

Majoran

Origanum majorana

Majoran ist eine ein- bis mehrjährige Pflanze.

Gesammelt wird von Mai bis Oktober das ganze Kraut.

Majoran ist appetitanregend, blähungstreibend, hustenstillend und verdauungsfördernd.

Majoran gehört zu den Ersatzspielern der Meisterkräuter, zugeordnetes Element ist das Feuer, Körper – der Dreifach-Erwärmer, Yang.

Majoran-Schnupfen-Salbe

- 3 EL Lanolin (Apotheke)
- 3 EL Majoran getrocknet

Lanolin in ein Gefäß geben und im Wasserbad schmelzen lassen. Majoran zugeben und beides erwärmen, öfters umrühren. Den Ansatz vom Herd nehmen und 1 Tag stehen lassen. Dann noch einmal erwärmen, abseihen und in eine Salbendose füllen.

› Die Salbe eignet sich zum Einreiben der Nase bei Schnupfen oder für Kinder zum Einreiben um den Bauchnabel bei Blähungen.

Majoranöl

Etwa 50 g getrockneten Majoran in ein Schraubglas füllen und das Kraut mit so viel Olivenöl auffüllen, bis es bedeckt ist. Das Glas verschließen und für 3 Wochen in die Sonne stellen. Jeden Tag ein Mal kurz schütteln. Dann das Öl filtern und in dunkle Flaschen abfüllen.

› Das Öl wird äußerlich zum Einreiben bei Rheuma und Gliederschmerzen verwendet.

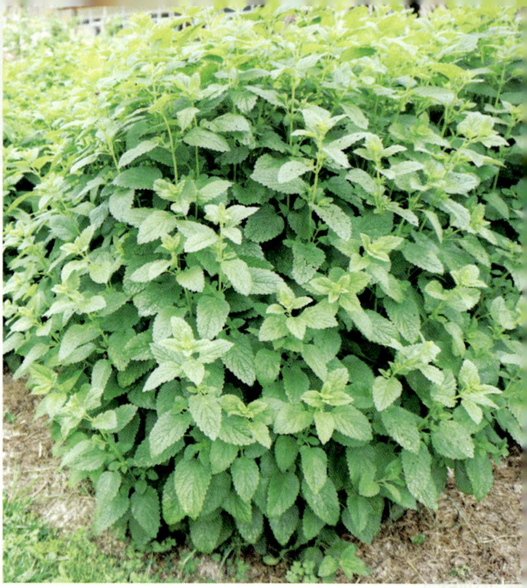

Melisse

Melissa officinalis

Du duftest zitronig und fein,
lässt beim Ernten deinen Duft
in unsere Nasen hinein.
Einsetzbar bei vielen Problemen,
sollen wir von dir reichlich
nehmen.

Zitronenmelisse ist eine mehrjährige Pflanze.

Verwendet werden die Blätter vor Blühbeginn.

Sie wirkt beruhigend, belebend, nervenstärkend, kräftigend, krampflösend, schweißtreibend, leberanregend, galleanregend, einfach ein Kraut für alle Fälle.

Schon Paracelsus nannte das Kraut ein Lebenselixier.

Dort, wo unser Körper Schwierigkeiten hat Kalium aufzunehmen, springt Melisse ein. Sie ist eine Einschleuserpflanze.

Sie hilft bei der Blutreinigung, da sie das Blut dünnflüssiger macht, daher ist sie auch ein gutes Mittel bei Krampfadern.

Melissentee ist hilfreich bei: Darm- und Unterleibskrämpfen oder anderen psychosomatischen Störungen.

Wenn es durch Reizüberflutung, Überarbeitung, Stress oder psychische Probleme zu Herzbeschwerden oder Herzneurosen kommt, ist Melisse das Mittel der Wahl.

Als Frauenkraut bei PMS, bei Krämpfen während der Tage und in den Wechseljahren ist Melisse schier unverzichtbar. Sanft unterstützt sie das **Frausein**, das Kraut entspannt in allen Lebenslagen.

Legt man am Morgen zwei Melissenstängel in kaltes Wasser, hat man mittags mit einem Schuss Orangensaft eine wohlschmeckende Limonade.

Ätherisches Melissenöl wirkt auch hervorragend Fieberblasen entgegen.

Melissengeist ist wohl auch in der heutigen Zeit noch bekannt. Einreibungen damit werden bei Gelenkschmerzen, rheumatischen Schmerzen und Neuralgien eingesetzt. Dafür kann man eine Tinktur aus Melissenblättern verwenden oder den bekannten Melissengeist.

Melisse ist auch ein Ersatzspieler der Meisterkräuter, zugeordnetes Element ist das Feuer, Körper – Kreislauf, Yin.

Melissengeist

- 500 g getrocknete Melissenblätter
- geriebene Schale einer unbehandelten Zitrone
- 1 TL geriebene Engelwurzwurzeln
- ein paar Gewürznelken
- 1 l Wodka

Alle Ingredienzien in ein weithalsiges Glas geben, mit dem Wodka auffüllen und an einem sonnigen Platz mindestens 14 Tage ziehen lassen. Anschließend abfiltern, in Flaschen füllen und noch zwei Monate ruhen lassen.

› Nicht nur zum Einreiben, auch im Tee schmeckt Melissengeist köstlich.

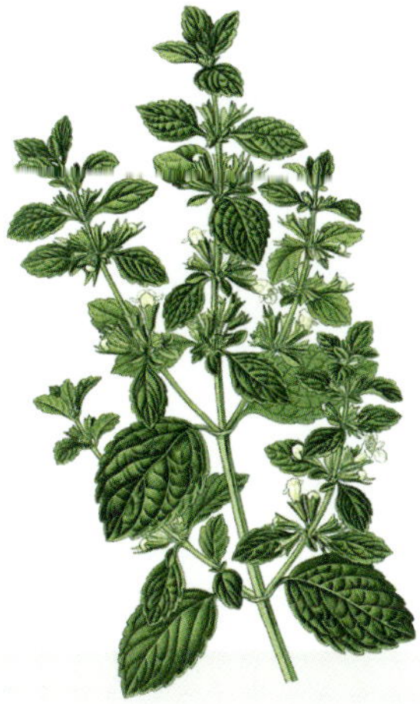

Mistel

Viscum album

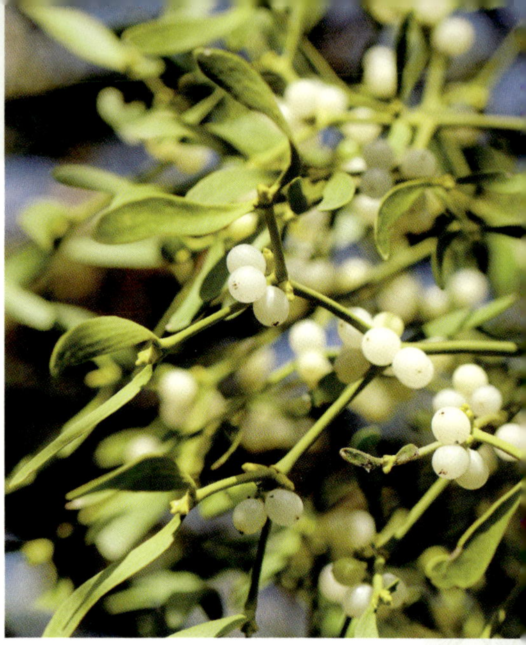

Sammelzeit Mai und Dezember.

Verwendet werden Blätter und dünne Stängel im Mai und die Beeren im Winter.

Mistel wirkt krebshemmend, blutstillend, krampflösend, blutdrucksenkend, blutzuckersenkend und zusammenziehend.

Die Signatur macht deutlich, dass diese magische Pflanze in der Zwischenwelt beheimatet ist – sie lebt zwischen Himmel und Erde. Dadurch eignet sie sich für Räucherungen in Schwellensituationen oder bei biografischen Übergängen. Eines ist jedoch gewiss, Segen und Schutz stehen bei der Mistel im Mittelpunkt.

Geschichtliches: Sie war eine heilige Pflanze der keltischen Druiden, die sie rituell mit einer goldenen Sichel ausschließlich zu ganz bestimmten Zeitpunkten ernteten.

Auf Anregung des großen Pflanzenkenners Rudolf Steiner wurde das magische Kraut zu einem bedeutenden Krebsheilmittel.

Eine Teeanwendung ist hilfreich bei: Migräne, Kopfschmerzen, Zuckerkrankheit, Schwindel, Störungen des Blutkreislaufes, Krämpfen, Epilepsie, Konzentrationsschwäche. Die körpereigenen Immunzellen steigen durch sie.

Die Mistel ist ein Meisterkraut! Sie ist der Meister der **Allheilung**. Sie wird dem Element Feuer zugeordnet und im Körper dem Kreislauf, Yin.

Die Mistel – das allheilende Druidenkraut.

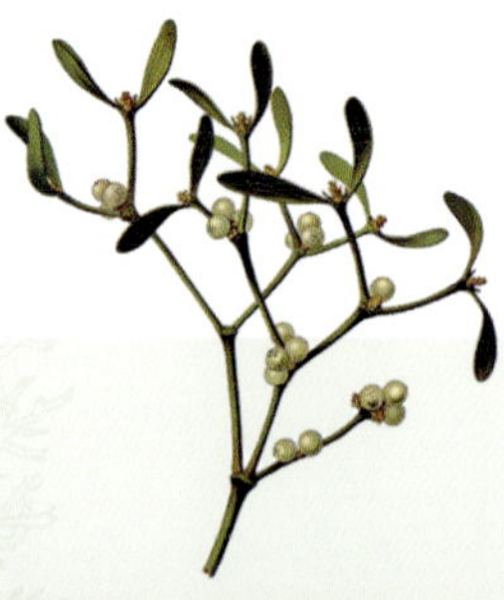

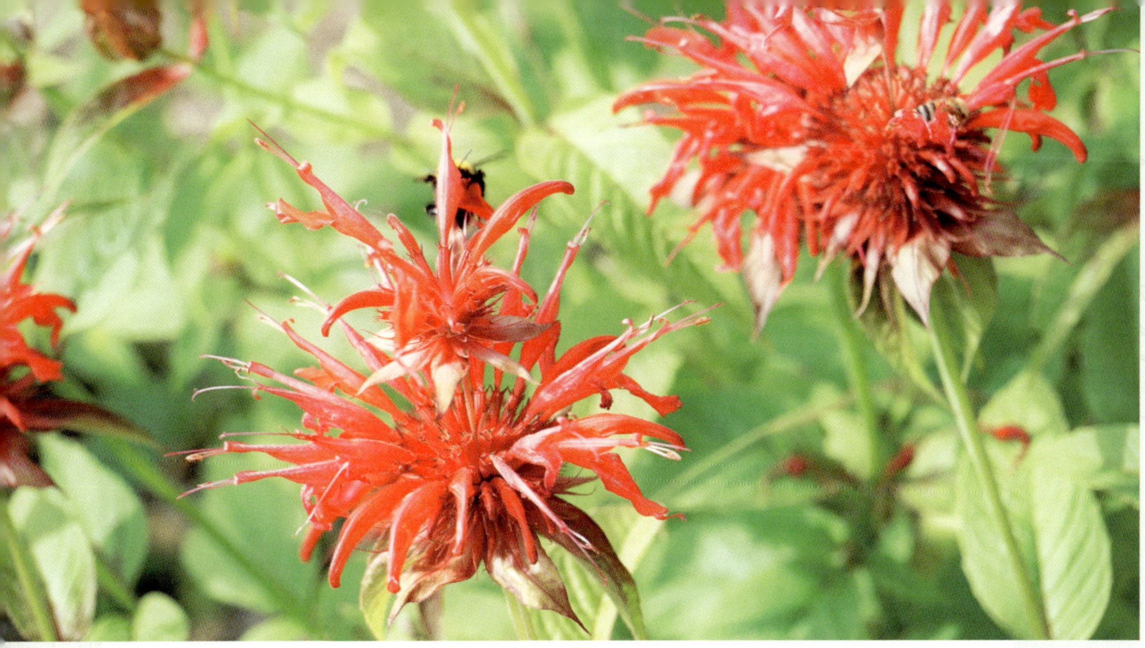

Monarde

Monarda didyma

Die Monarde ist einigen unter euch vielleicht besser bekannt als Indianernessel oder Goldmelisse.

Sie ist eine mehrjährige Pflanze und blüht von Juni bis September.

Verwendet werden die Blüten und die Blätter von Juni bis September.

Die Monarde ist bei den nordamerikanischen Indianern eine wichtige Heil- und Teepflanze. Daher auch der Name Indianernessel. Sie wird bei Erkältungen, Bronchialleiden, aber auch als Antiseptikum eingesetzt.

Bei Blähungen, Übelkeit, Kopfschmerzen, Schlaflosigkeit und leichter Depression hat sie sich auch bewahrt.

1569 schrieb Dr. Nicholas Monardes ein Buch über die Flora Nordamerikas, von dort stammt die Monarde ursprünglich und erhielt so ihren Namen.

Indianernesseltee

1 Teelöffel getrocknete Blüten und Blätter mit 250 ml kochendem Wasser übergießen, 3–5 Minuten ziehen lassen.

Sirup

Aus Indianernesselblüten lässt sich auch ein wohlschmeckender Sirup zubereiten.

2 Handvoll abgezupfte Blütenblätter in ein Glasgefäß füllen, 1,5 l warmes Wasser und 250 g Bienenhonig dazugeben und gründlich umrühren.

Zwei Tage abgedeckt stehen lassen, dann 25 g Zitronensäure dazurühren, kurz erhitzen, aber nicht kochen, abfiltern und noch heiß in Flaschen füllen.

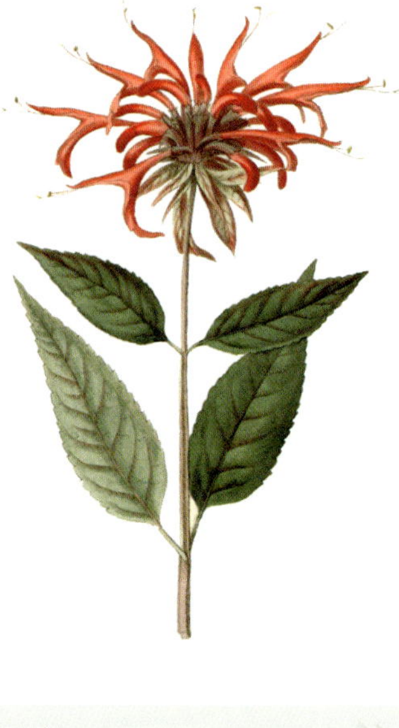

Fünkchen und mir schmeckt dieser Saft vorzüglich.

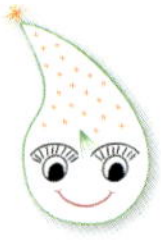

Mutterkraut

Tanacetum parthenium

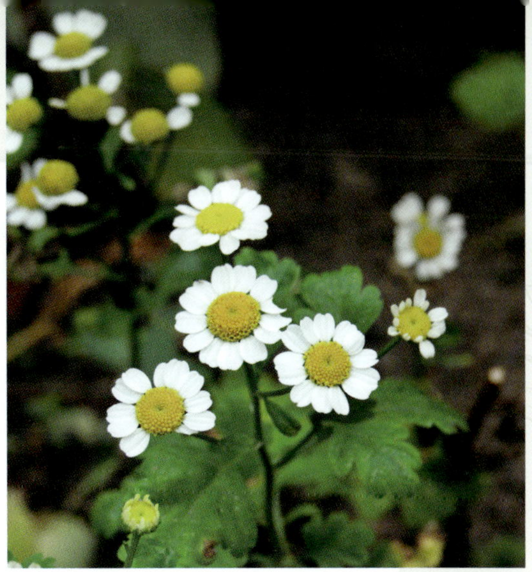

Sie ist eine mehrjährige Pflanze.

Gesammelt werden von Mai bis September die Blätter und die Blüten.

Sie wirkt beruhigend, krampflösend, schmerzstillend, fiebersenkend und uterusstimulierend.

Diese Pflanze besitzt die Fähigkeit Kopfschmerz zu beseitigen, indem sie die Krämpfe der glatten Muskeln beruhigt, eine einzigartige Pflanze zur Vorbeugung gegen Migräne.

Mutterkraut wird ihrem Namen gerecht und ist seit der Antike ein Mittel bei der Geburt. Sie ist ein sanftes Mittel, um die Wehen in Gang zu bringen. Mutterkraut übt eine anregende Wirkung auf die Gebärmutter aus, was auch bedeutet, wenn die Monatsblutung sich verzögert, gibt es durch sie den erlösenden Impuls. Ihr Name kommt von der Verwendung bei Schwangerschaftsbeschwerden.

Mutterkrauttee

1 Teelöffel Kraut und Blüten werden mit 250 ml kochendem Wasser übergossen, 3–5 Minuten ziehen lassen.

› 1–2 Tassen täglich trinken.

Mutterkraut-Tinktur

1 Handvoll Blüten mit 38 %igem Korn übergießen. 6 Wochen an einen warmen, sonnigen Platz stellen, danach abfiltern und in Flaschen füllen.

› Wenn sich eine Migräne ankündigt, tropfenweise verwenden.

Odermennig

Agrimonia eupatoria

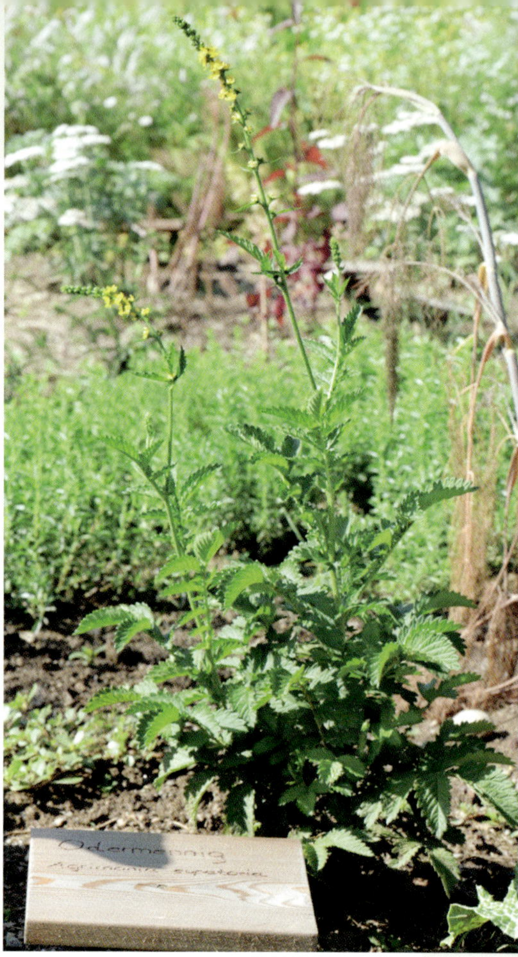

Odermennig wird auch **Heil aller Welt** oder **König aller Heilkräuter** genannt.

Er ist ein mehrjähriges Rosengewächs und gedeiht sehr gut in lockeren Böden.

Gesammelt wird das blühende Kraut am Beginn der Blütezeit, es schmeckt etwas nach Marillen.

Seine Wirkung auf unseren Körper ist breit gefächert: entzündungshemmend, heilungsfördernd, stoffwechselanregend, harntreibend, stopfend, appetitanregend, wurmwidrig und leber- sowie galleanregend.

Ein klassisches Heilmittel ist der Tee aus der Pflanze, bei Leber- und Gallenbeschwerden. Ebenso positiv beeinflusst werden Halsweh, Schnupfen, Husten, zur Milz- und Nierenreinigung wird es ebenso eingesetzt wie zur Darmreinigung.

Forschungen in China haben ergeben, dass Odermennig die Blutgerinnungsfähigkeit um bis zu 50 % erhöht. So wird er in China als bedeutendes Heilmittel zur Blutstillung oder bei zu starker Menstruation eingesetzt.

Agrimoni ist die 1. Bachblüte, sie ist die Blüte der Ehrlichkeit und führt von der scheinbaren Harmonie zum wirklichen inneren Frieden.

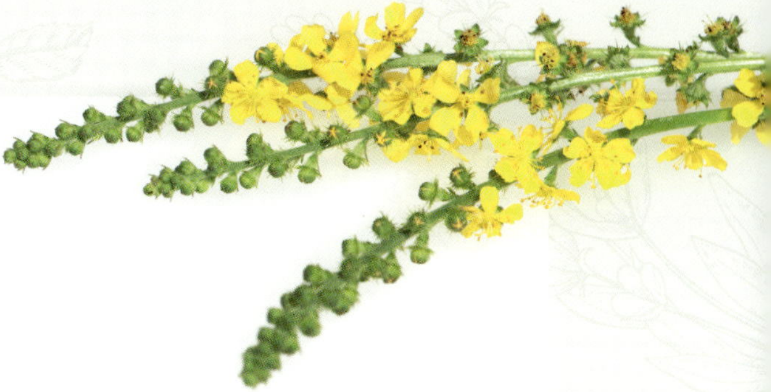

Odermennigtee

2 Teelöffel Kraut werden mit 250 ml kochendem Wasser übergossen und 5 Minuten ziehen gelassen.

› 3 Tassen am Tag sind ausreichend.

› Sinnvoll für Leber und Galle ist eine kurmäßige Behandlung. 3 Wochen Tee trinken und dann pausieren.

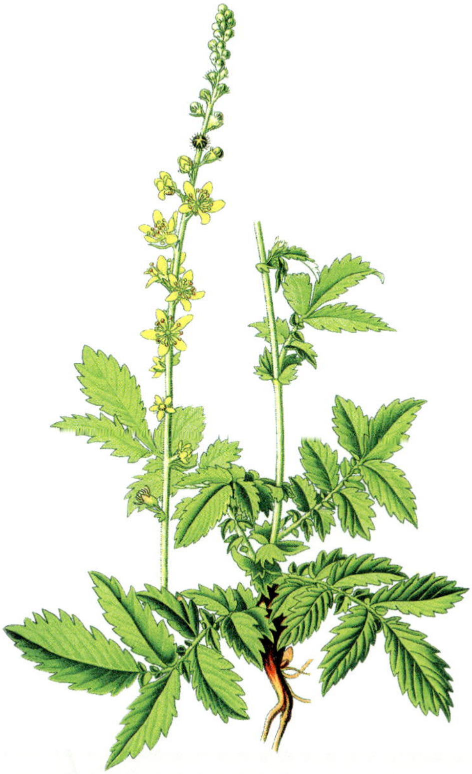

Petersilie

Petroselinum crispum

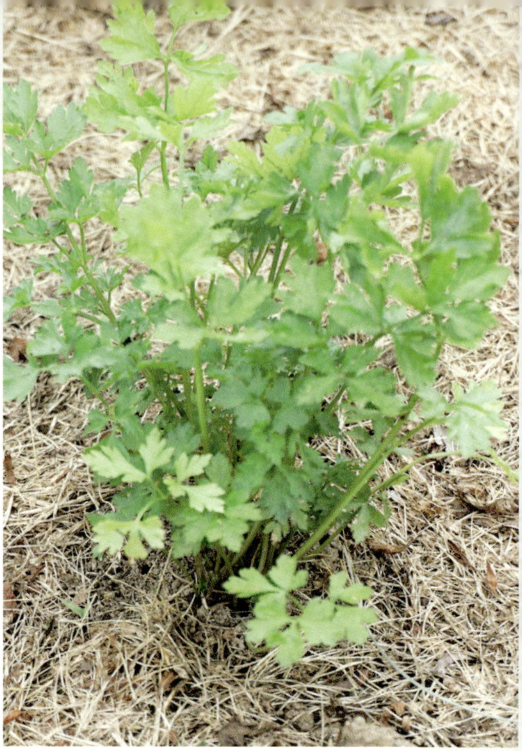

Petersilie ist zweijährig und liebt tiefen guten Boden und Sonne.

Gesammelt werden die Blätter im Sommer und die Wurzel im Herbst.

Petersilie wirkt: krampflösend, wassertreibend, appetitanregend, abtreibend. Die Wurzel hat durch das Apiol (ätherisches Öl) tatsächlich eine sexuell stimulierende Wirkung.

Petersilie ist in unserer Gegend wohl eines der beliebtesten Küchenkräuter, dass dieses Kraut aber mehr kann, das wusste schon Hildegard von Bingen, das Paradebeispiel ist ihr Petersilienwein.

Im Mittelalter blühte der Aberglaube, welcher besagte: Petersilie helfe dem Manne aufs Pferd und man bekäme von ihr Mut und Muskelkraft.

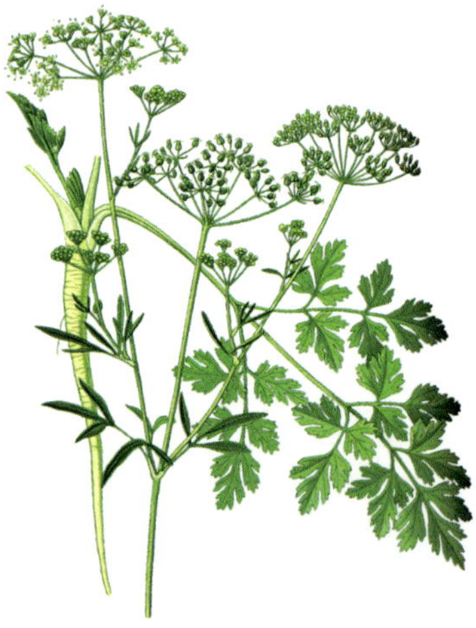

Hildegard von Bingen Petersilienwein zur Stärkung des Herzens

- 10 Petersilienstängel
- 1 EL Weinessig
- 1 l Weißwein
- 300 g Honig

Petersilie, Wein und Essig zum Kochen bringen, 10 Minuten ziehen lassen, bei ca. 40 °C Honig beimengen, rühren, bis er sich aufgelöst hat. Leere Flasche mit Alkohol ausspülen und den Wein abseihen und einfüllen.

› 14-Tage-Kur: 3 Mal täglich 1 Likörglas.

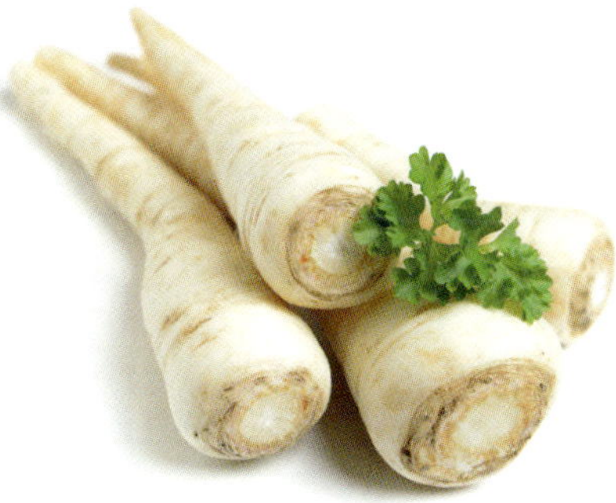

Petersilientee

Wenn die Harnwege ordentlich durchgespült werden sollen und man die Harnausscheidung anregen will, ist Petersilientee ein sehr gutes Hausmittel.

1 Teelöffel Wurzel und Kraut in 250 ml kaltem Wasser aufkochen, nach einer kurzen Ziehzeit abseihen.

› 2 Tassen am Tag sind ausreichend.

Pfefferminze

Mentha piperita

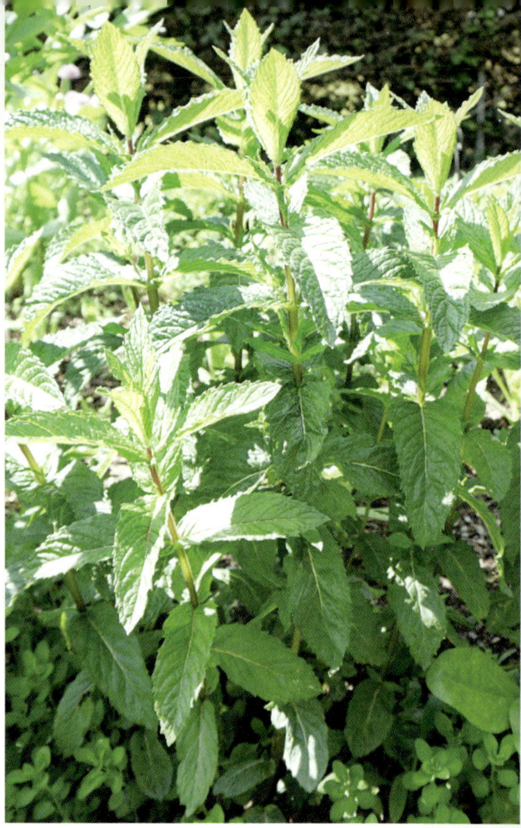

Die Minze ist mehrjährig und mag nährstoffreichen feuchten Boden, Sonne und Halbschatten.

Gesammelt werden den ganzen Sommer über die Blätter und die Blüten.

Die Pfefferminze wirkt: blähungswidrig, krampflösend, keimtötend, galleanregend, leberwirksam, wurmtreibend, schleimlösend, nervenstärkend und schmerzlindernd.

In beinahe jedem Haushalt ist Pfefferminztee zu finden, oft wird er auch nur zum Genuss getrunken.

Er wirkt schmerzstillend bei Magen- und Darmbeschwerden.

Wenn man stillt, soll man die Pfefferminze nicht verwenden, da dadurch die Milchsekretion zurückgeht. Babys und Kleinkinder dürfen keine Speisen und Getränke aus Minzen bekommen, da das enthaltene Menthol bei ihnen Atemprobleme hervorrufen kann.

Das ätherische Öl wirkt auf die Haut sehr belebend und ist vor allem bei Kopf- und Rheumaschmerzen sehr zu empfehlen. Es ist ein kräftiges antiseptisches Schmerzmittel und hilft sogar bei Zahnschmerzen.

Mein lieber Gehilfe im Kräutergarten klagte auch an einem Tag über starke Kopfschmerzen. Als er die Frage, ob er denn genug getrunken habe, bejahte, riet ich ihm ein paar frische Blätter Pfefferminze langsam zu kauen. Christoph liebt Pflanzen, so wie ich, und nahm meinen Rat gerne an. Kurze Zeit später kam er etwas verwundert zu mir und sagte, dass die Kopfschmerzen wie weggeblasen wären.

Ich war so froh, denn es war für mich der Beweis, egal ob man daran glaubt oder nicht, unsere Kräuter geben so oder so ihr Bestes und helfen, wo sie nur können.

Bei Menstruationsbeschwerden verwende ich gerne Pfefferminzöl.

- Ich gebe auf meine Hand etwas Olivenöl oder auch ein anderes Öl und 3–4 Tropfen ätherisches Pfefferminzöl dazu. Dieses Öl verteile ich nun auf meinen Bauch und gegebenenfalls auch auf meinem unteren Rücken. Die Wirkung lässt nicht lange auf sich warten. Die krampfartigen Zustände legen sich schon sehr bald.
- Bei Spannungskopfschmerzen und Verspannungen der Halswirbel trage ich diese Mischung auch auf meine Schläfen und im Genick auf.

Bitte danach Hände waschen nicht vergessen, denn fährt man unbewusst zum Auge, ist das keine angenehme Erfahrung.

Die Pfefferminze ist eines der Meisterkräuter. Sie ist der Meister der **Entscheidung**. Sie ist dem Element Holz zugeordnet und im Körper der Gallenblase, Yang.

Pfefferminze: Die die Hautporen öffnet und den Körper kühlt.

Pfefferminzlikör

6 große Pfefferminzzweige in ein Gefäß geben, 1 Zweig Zitronenmelisse, 10 Korianderkörner, 2 Gewürznelken und 250 g Kandiszucker hinzufügen.

Mit 1 l Korn übergießen, 8–10 Wochen an einen hellen, warmen Platz stellen, öfters schütteln.

Abfiltern und in Flaschen füllen.

Fünkchen würde dazu wohl nur eines sagen:
„Wohl bekomms, lasst es euch schmecken!"

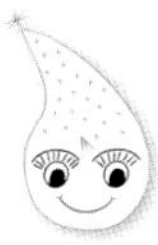

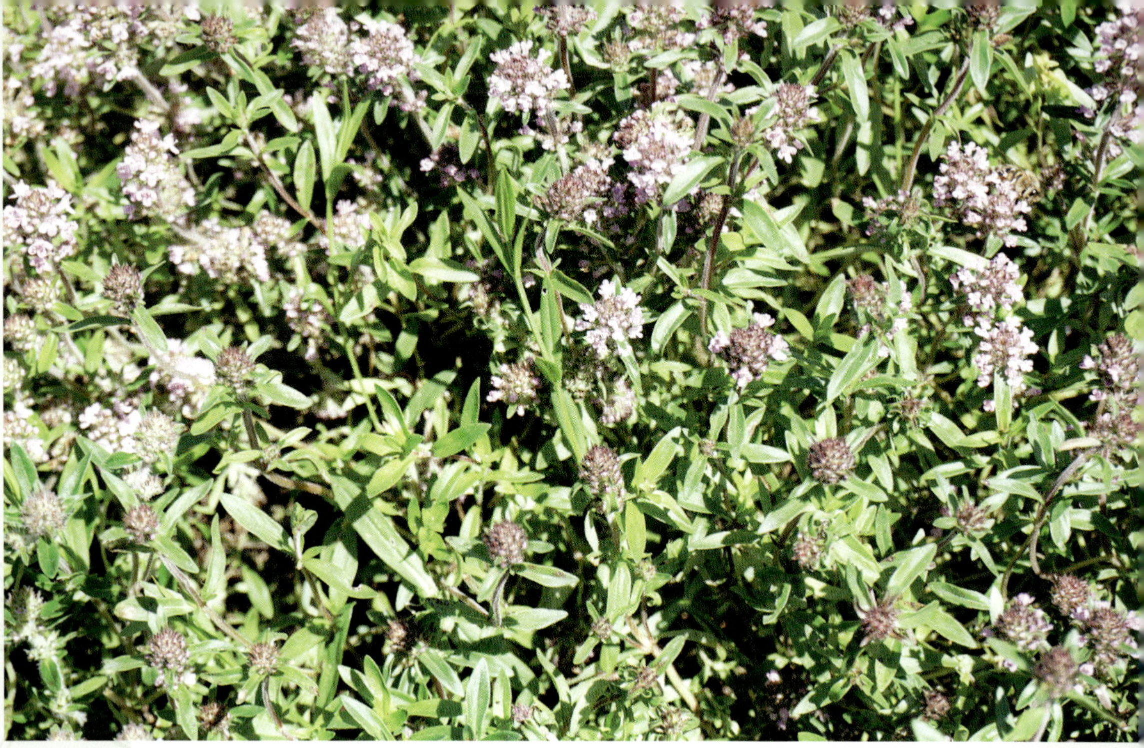

Quendel

Thymus pulegioides

In der Naturheilkunde wird er auch wilder Thymian genannt.

Er ist mehrjährig, braucht trockene Böden und die volle Sonne.

Gesammelt wird von Juli bis September das blühende Kraut.

Quendel wirkt antiseptisch, auswurffördernd, schweiß- und harntreibend. Er hilft sehr gut bei Husten und Bronchialleiden, bei Keuchhusten und Katarrhen der oberen Atemwege.

Außerdem ist er ein ausgesprochenes Frauenkraut, bei der Geburtsvorbereitung und bei schmerzhaften Wehen gut einsetzbar.

Wechseljahrbeschwerden, Blutarmut, Nervenleiden, Schlaflosigkeit, Flechten und Ausschläge werden auch mit Quendel gelindert.

Quendel ist ein Ersatzspieler der Meisterkräuter und dem Element Metall zugeordnet, im Körper der Lunge, Yang.

Letzten Sommer kam eine Dame auf mich zu und erzählte mir ihre Geschichte vom Quendel. Sie hatte schon seit Jahren an einem Ekzem im ganzen Gesicht gelitten, das mit starkem Juckreiz einherging. Eine alte Frau empfahl ihr Quendelsalbe, und seit sie diese regelmäßig verwende, sei das Ekzem geheilt und nicht mehr aufgetreten.

Ich bin so dankbar über diese Geschichten, denn sie sind die beste Information, die man bekommen kann. Direkt aus dem Leben gegriffen und so wertvoll für jeden, der sich mit der Naturheilkunde beschäftigt.

Quendelsalbe nach Hildegard

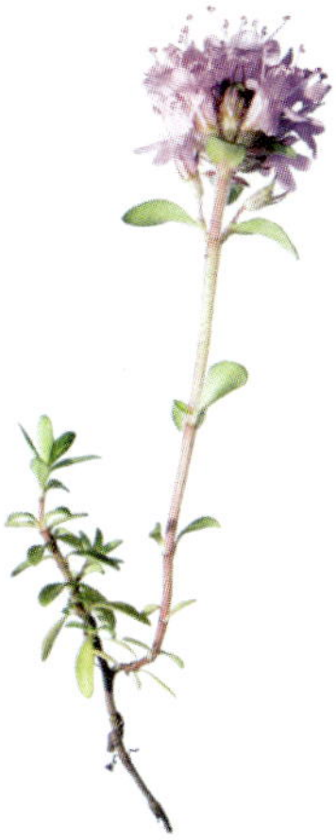

3–4 Esslöffel Schweinefett im Wasserbad schmelzen, 3–4 Teelöffel Quendelpulver unterrühren, beiseitestellen und weiterrühren, bis das Fett wieder fest wird und das Pulver sich nicht mehr setzen kann.

- Diese Salbe hilft bei Ekzemen und immer dann, wenn die Haut aufspringt und juckt.

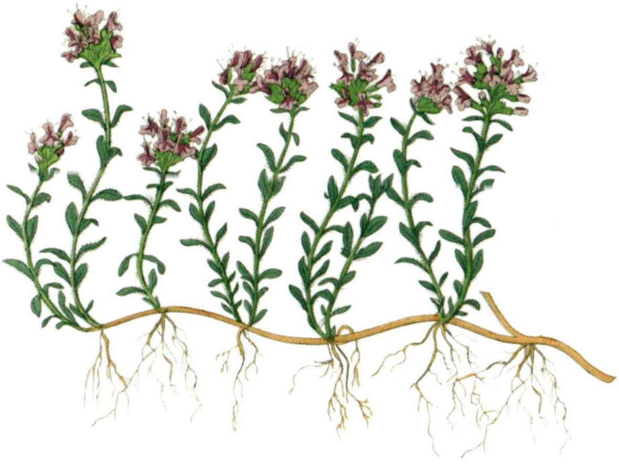

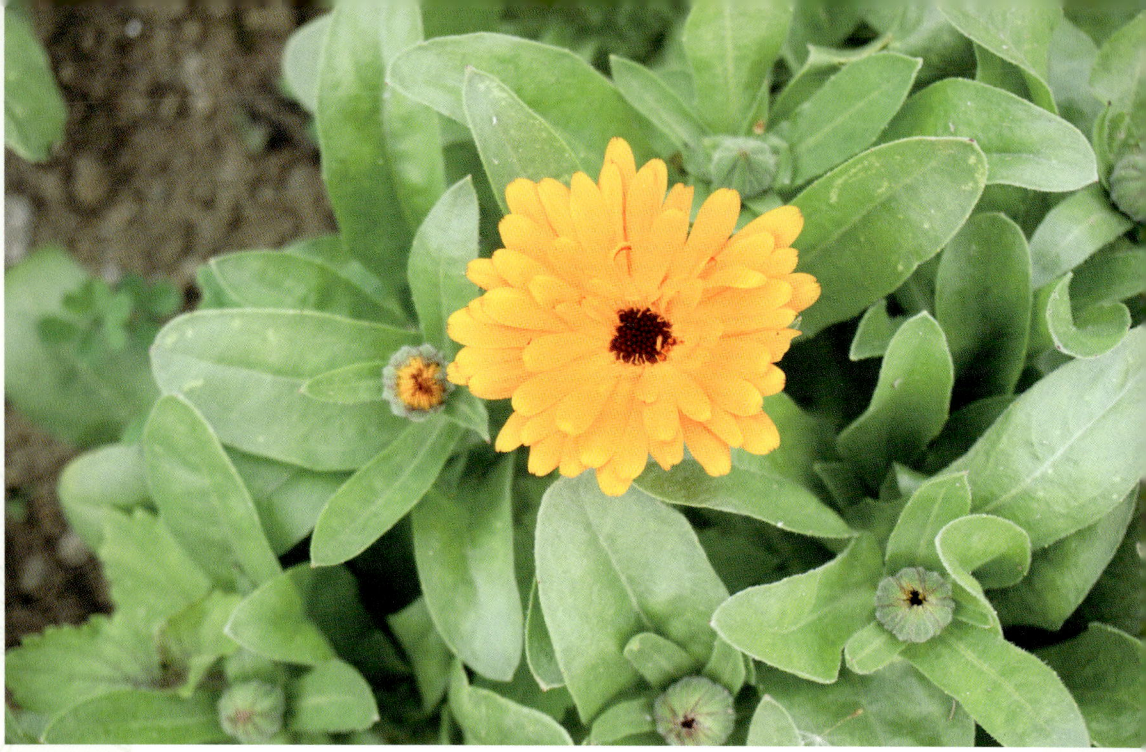

Ringelblume

Calendula officinalis

Der Sonne streckst du dein Köpfchen entgegen,
hilfst unserer Haut sich zu pflegen.
In der Volksmedizin stehst du ganz vorne gereiht,
du heilst so manche Wunde und Leid.
Schon unsere Großeltern wussten um deine Kraft,
verleihst jeder Medizin deine besondere Macht.

Die Ringelblume ist einjährig, sie gedeiht in gutem Gartenboden und braucht viel Sonne.

Die Blüten werden von Juni bis Oktober geerntet.

Das sollte man auch wirklich tun, denn wird nicht geerntet, sodass sich allzu viele Samen bilden, wird die Ringelblume blüh-faul. Je mehr geerntet wird, umso besser blüht sie.

Einige Samen werden den Weg zum Boden trotzdem immer wieder finden. Das Schöne daran ist, dass im Jahr darauf wieder neue Ringelblumen wachsen.

Die guten Eigenschaften der Ringelblume sind sehr umfassend: blutreinigend, wundheilend, antiseptisch, entzündungshemmend, erweichend, krampflösend, menstruationsregulierend, wurmtreibend, schweißtreibend.

Durch ihre ausgesprochen heilende Wirkung bei äußerlichen Wunden ist die Ringelblume bekannt geworden.

Aber auch der Tee hat eine Vielzahl von guten Eigenschaften: Er ist wirksam bei Darmstörungen, Magenschmerzen, Gallenproblemen, Menstruationsbeschwerden und regt den natürlichen Entgiftungsprozess im Körper an.

Zudem kann man die Pflanze als Schmuckdroge in den verschiedensten Teemischungen verwenden.

Auch in einer Blütenbutter ist sie ein toller Hingucker.

Meine Mutti klagte über sehr trockene Haut an den Schienbeinen. Sie trägt täglich Gummistrümpfe, die die Haut sehr austrocknen. Ich machte ihr eine Ringelblumensalbe.

Nach ein paar Wochen sprach sie mich darauf an: „Du mit deiner Ringelblumensalbe." Ok, ich dachte jetzt kommts, hilft nicht oder etwas dergleichen, meine Mutter ist da immer sehr ehrlich.

Nein, im Gegenteil, sie erzählte mir, dass nach einiger Zeit ihre Beine, die ihr regelmäßig in der Nacht schmerzhaft einschlafen, überhaupt keine Beschwerden mehr machten.

Die Ringelblume stand bei den Bauern in hohem Ansehen, weil sich mit ihrer Hilfe angeblich das Wetter vorhersagen lässt. Sind die Blüten am Morgen geöffnet, so kündigt sich ein sonniger Tag an, sind sie aber geschlossen, wird es wohl Regen geben.

Ringelblumensalbe klassisch

Zerlassenes Schweineschmalz oder Bio-Butter mit so viel Ringelblumenblüten vermischen, wie das Fett aufnimmt. Bei kleiner Flamme 5 Minuten köcheln, nicht zu heiß werden lassen. Abkühlen, Blüten aus dem Öl nehmen und die Salbe in Cremetöpfchen füllen, kühl lagern.

Ringelblumenöl

Ein Schraubglas mit frischen Blüten füllen und mit Bio-Sonnenblumenöl übergießen. Etwa 3 Wochen in der Sonne stehen lassen, dann abfiltern.

› Das Öl ist Grundlage für Salben und kann auch als Einreibemittel bei schmerzenden Muskeln, gezerrten Sehnen und müden Venen verwendet werden.

Heil-Creme

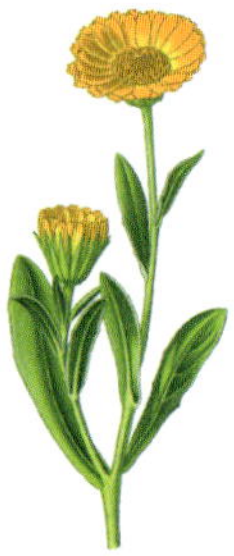

Bei Wunden, trockener, spröder Haut, Verletzungen, Venenleiden. Sie ist antibakteriell, entzündungshemmend, schmerzlindernd, krampflösend und durchblutungsfördernd.

- 20 g Ringelblumenöl
- 4 g Kakaobutter
- 4 g Bienenwachs

Ringelblumenöl und Bienenwachs im Wasserbad schmelzen, etwas abkühlen lassen, dann die Kakaobutter zufügen. So lange rühren, bis eine homogene Masse entstanden ist. Die Salbe in saubere Gläser füllen und vor dem Verschließen vollständig auskühlen lassen.

› Sehr gut auch als Venensalbe, bei eitrigen Nagelbettentzündungen und schlecht heilenden Wunden.

› Die Salbe ist ca. 1 Jahr haltbar.

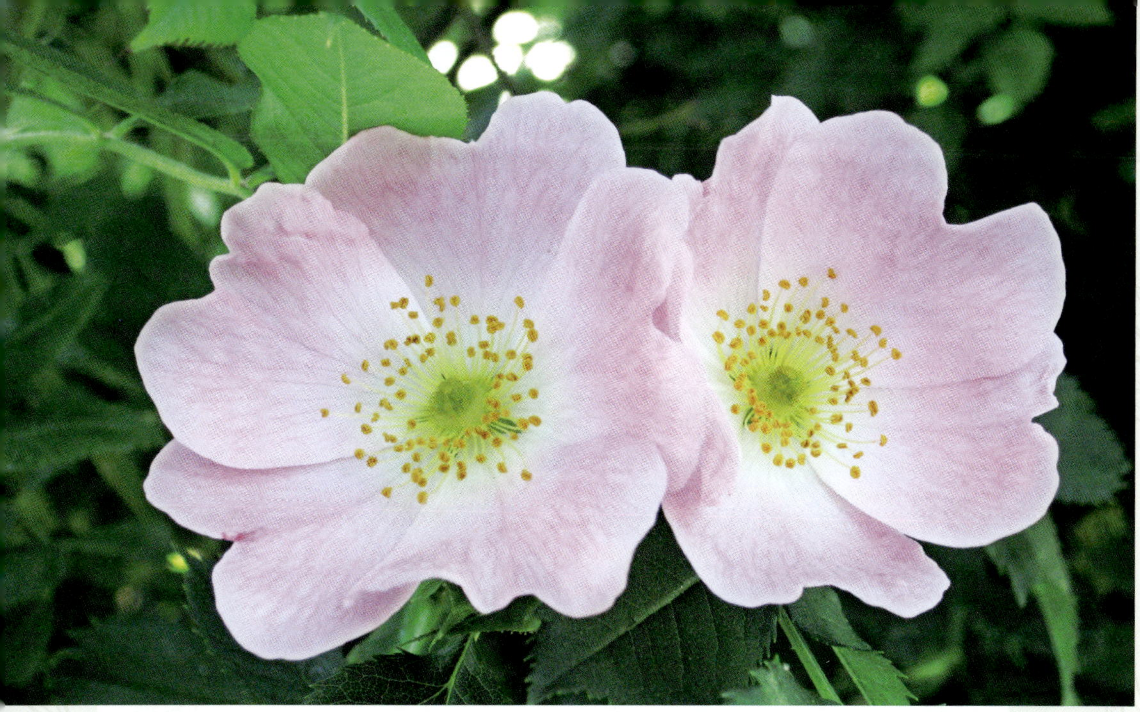

Rose / Hagebutte

Rosa canina

Sie wird auch Hundsrose, Heckenrose oder Hetschipetsch genannt.

Dieses Rosengewächs ist mehrjährig und liebt die Sonne.

Verwendet werden die Blüten und die Früchte im Herbst.

Nicht nur ist die Rose hübsch anzusehen und gut duftend, nein sie hat noch viele andere Vorzüge.

Wohlbekannt ist die Hagebuttenmarmelade, sie hat einen sehr hohen Vitamin-C-Gehalt, ist eine Heilnahrung und soll täglich teelöffelweise gegessen werden.

Das ätherische Rosenöl ist eines der wertvollsten Öle überhaupt.

ROSENHYDROLAT

Seit Menschengedenken genießt die Rose einen vorzüglichen Ruf als Schönheitsmittel zur Verfeinerung des Teints. Sie verleiht der Haut die sprichwörtliche rosige Frische. Mit diesem köstlich duftenden Wasser wird die Hautreinigung zum Vergnügen.

- Als **Gesichtswasser** für trockene und reife Haut, aber auch für empfindliche Babyhaut bestens geeignet. Wirkt beruhigend, antiseptisch und pflegend.

- **Kühlende Kompressen** mit natürlichem Rosenhydrolat sind besonders angenehm bei Schwellungen, Entzündungen, Schmerzen und juckender Haut.

- Ebenso wird es sehr erfolgreich bei der Linderung von gereizten **Augen und Bindehautentzündungen** angewendet – einfach ein Wattepad mit Rosenhydrolat besprühen und auf die geschlossenen Augenlider legen oder direkt auf das Auge sprühen.
  Meine Mutti schwört auf das Rosenhydrolat, ihre immer wiederkehrende Bindehautentzündung hat sie damit gänzlich in den Griff bekommen, Papa benutzt es gegen trockene Augen und ist sehr zufrieden. Zu Mutti sagt er immer schmunzelnd, dass sie um Jahre jünger aussieht, seit sie das Rosenhydrolat verwendet.

- Verspüre ich ein **Kratzen im Hals**, sprühe ich etwas Rosenhydrolat in den Mund, seine beruhigende Wirkung ist sofort spürbar.

- **Sitzbäder** mit Rosenhydrolat bio wirken beruhigend bei Hämorrhoiden oder Dammverletzungen bzw. allgemein nach einer Entbindung.

- Sehr angenehm wirkt schmerzlinderndes, kühlendes Rosenhydrolat auch bei **Sonnenbrand** und anderen Verbrennungen.

- Im Orient wird Rosenhydrolat zur **Verfeinerung** von Süßspeisen verwendet.

Tipp: Geben Sie zu einem festlichen Anlass 1 Sprüher Rosenhydrolat bio ins Sektglas, bevor Sie den Sekt einfüllen … ein sanfter Hauch von Rose ist sehr exquisit.

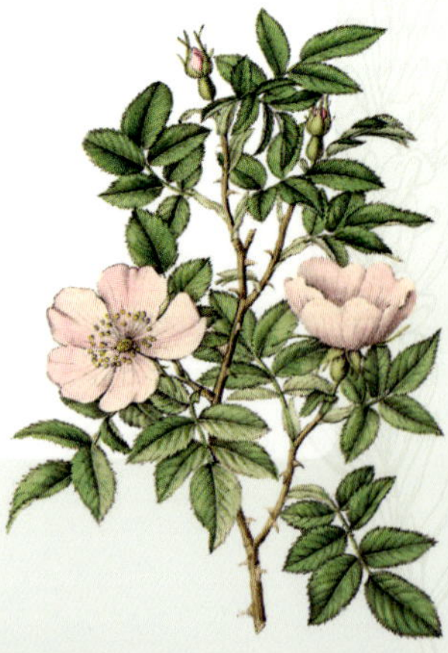

Rosmarin

Rosmarinus officinalis

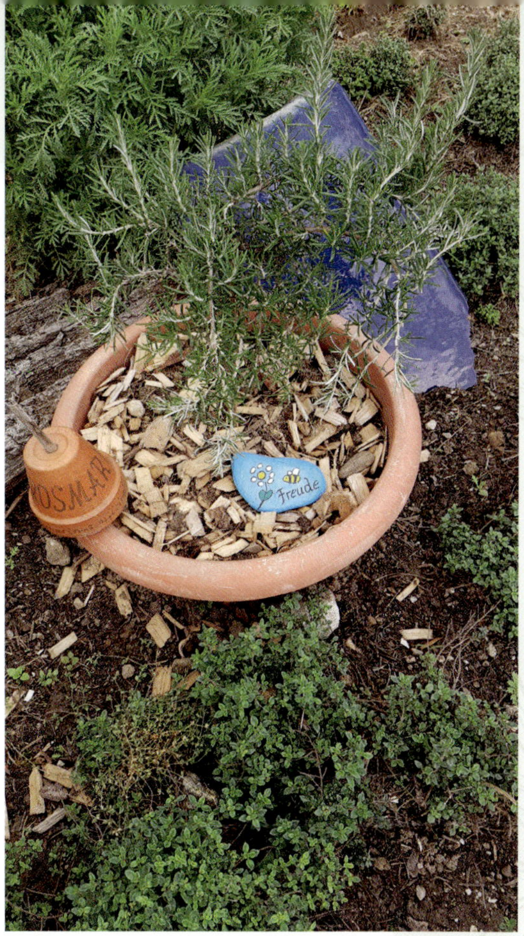

Rosmarin braucht einen lockeren Boden und volle Sonne, er ist nur bedingt winterhart und sollte besser nicht im Freien überwintern.

Geerntet wird vor und nach der Blüte.

Rosmarin wirkt: nervenstärkend, anregend, krampflösend, appetitanregend, galletreibend und kreislaufunterstützend.

Alle Teile des Rosmarins sind aromatisch und aus der Küche nicht mehr wegzudenken.

Eine Teeanwendung ist dann angebracht,

- wenn eine Schwäche zu beheben ist, z. B. wenn die Nerven nicht mitspielen und Magen, Muskel und Gelenke sich verkrampfen.
- wenn man erschöpft ist, ohne organische Ursachen feststellen zu können, wenn die Gedächtnisleistung nachlässt.
- Gegen Belastungen von außen macht Rosmarin widerstandsfähig.
- Um die Potenz zu stärken, kann man Rosmarinwein verwenden.

Rosmarin ist ein Meisterkraut, dem Element Feuer zugeordnet und im Körper dem Dreifach-Erwärmer (Oberer Erwärmer), Yang.

Rosmarin ist der Meister der Leichtigkeit und der den Liebeskummer löst.

Rosmarintee

Rosmarintee findet Verwendung bei nervösen Herzstörungen zur Verbesserung der Herzleistung, niederem Blutdruck, Appetitlosigkeit, Altersbeschwerden und bei schwacher und unregelmäßiger Menstruation.

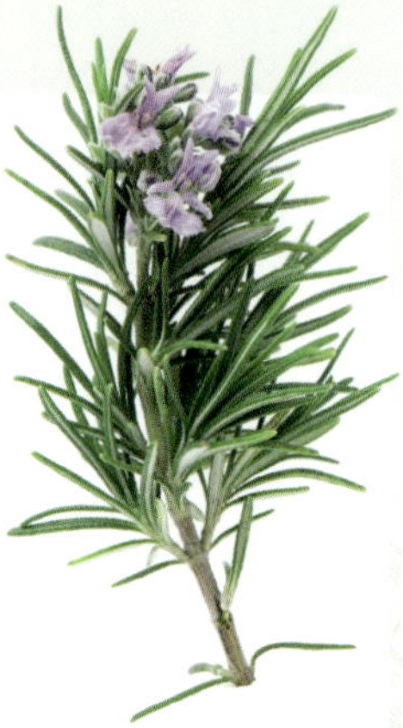

› Pro Tasse 1 Teelöffel Rosmarin, 3–4 Tassen am Tag.

Eine andere Möglichkeit wäre:
1 Esslöffel Rosmarin mit einem Liter kochendem Wasser übergießen und 10 Minuten ziehen lassen, den Tee abseihen und in eine Thermoskanne füllen.

› Über den Tag verteilt warm trinken.

› Kurmäßig über drei Wochen mehrmals jährlich anwenden.

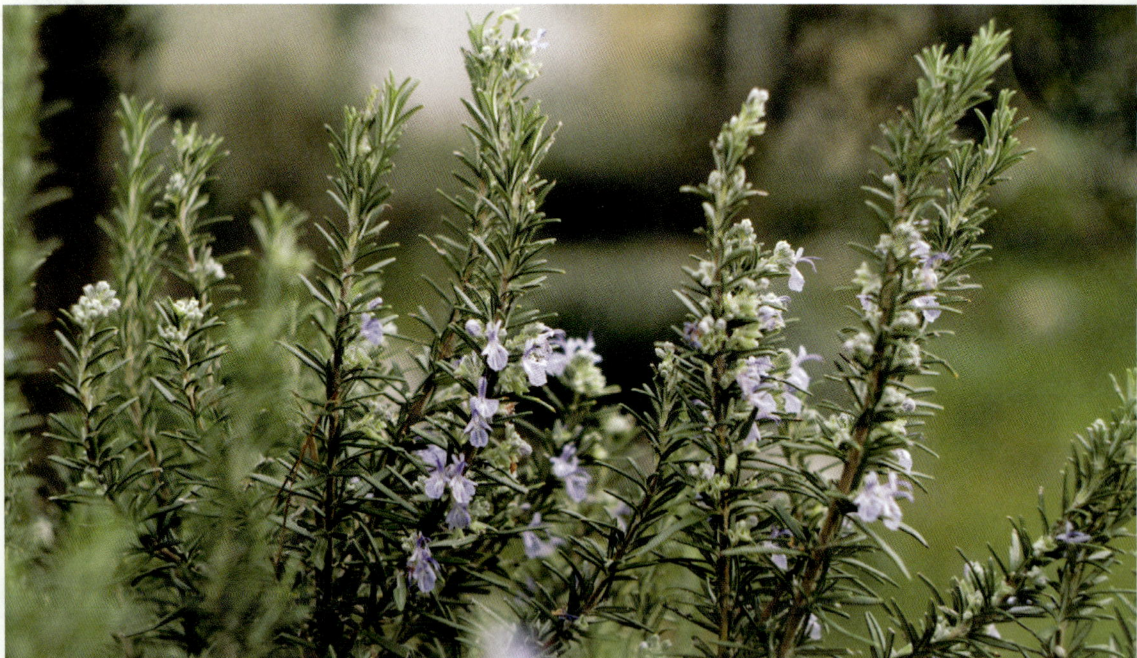

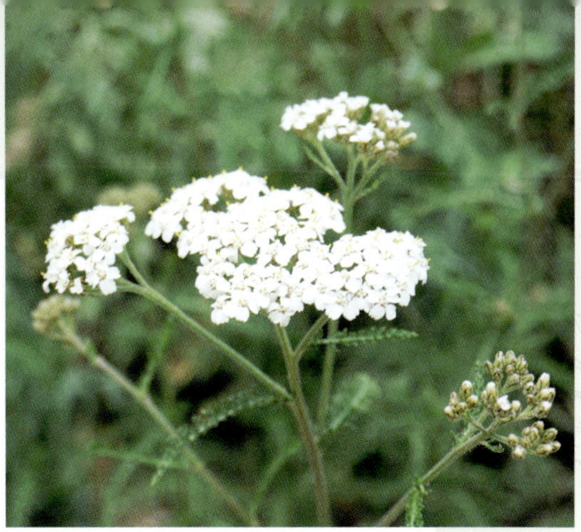

Schafgarbe

Achillea millefolium

Die Schafgarbe wird auch Frauendank und Heil aller Schäden genannt.

Sie ist mehrjährig, mag trockenen Boden und Sonne bis Halbschatten.

Gesammelt wird von Juni bis Juli die ganze obere Hälfte der Pflanze.

Schafgarbe wirkt krampflösend, anregend, entzündungshemmend, antiseptisch, harntreibend, blähungswidrig, menstruationsregulierend und verdauungsfördernd.

Sie ist das Frauenkraut schlechthin.

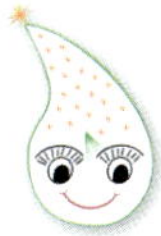

Silvia! Schlechthin???

Ja Fünkchen, du hast ganz recht, dieser Ausdruck passt für unsere wertvollen Kräuter so gar nicht.

Lass mich nachdenken. Wie wäre es mit: Sie ist eines der wunderbaren Kräuter, denen Frauen voll und ganz vertrauen können. Besser? Ja? Gut.

Schafgarbentee entfaltet seine gute Wirkung und ist einsetzbar bei: Unterleibskrämpfen vor und während der Menstruation, Regelstörungen und Krampfadern, fördert den Gallenfluss, lindert Kopfschmerzen, hilft bei Magenschwäche, Durchfall, Bauchschmerzen und Blasenschwäche.

Eine Salbe aus Schafgarbe kann auch bei Hämorrhoiden eingesetzt werden.

Die Schafgarbe ist eine Einschleuserpflanze für Natrium. Wenn der Stoffwechsel gestört ist und man eine pflanzliche Hilfe braucht, kann auf den Tee zurückgegriffen werden.

Schafgarbe ist ein Ersatzspieler der Meisterkräuter und dem Element Erde zugeordnet, im Körper Milz und Pankreas, Yin.

Schafgarbentinktur

Kraut und Blüten 1:5 mit Korn 38 % ansetzen, 10–14 Tage an einen warmen Ort stellen, täglich schütteln. Abseihen und in saubere Flaschen oder Tropfflaschenfüllen.

› Täglich 10–15 Tropfen der Tinktur sind ausreichend bei: Bauchschmerzen, Blasenschwäche, Durchfall, Magenschwäche, Regelstörung, zur Blutreinigung, bei Unterleibskrämpfen und zur Steigerung des Gallenflusses.

Schafgarben-Tee

Anstatt einer Tinktur kann man auch einen Tee zubereiten:

2 Teelöffel Kraut und Blüten mit ¼ Liter kochendem Wasser übergießen und 10 Minuten ziehen lassen.

› 3 Tassen pro Tag sind ausreichend, kurmäßig anwenden.

Hildegard von Bingen empfiehlt:
Wer eine Wunde im Körperinneren erhielt, der pulverisiere Schafgarbe und trinke jenes Pulver in warmem Wasser.

Und wenn es ihm besser geht, dann nehme er das Pulver in warmem Wein, bis er geheilt ist.

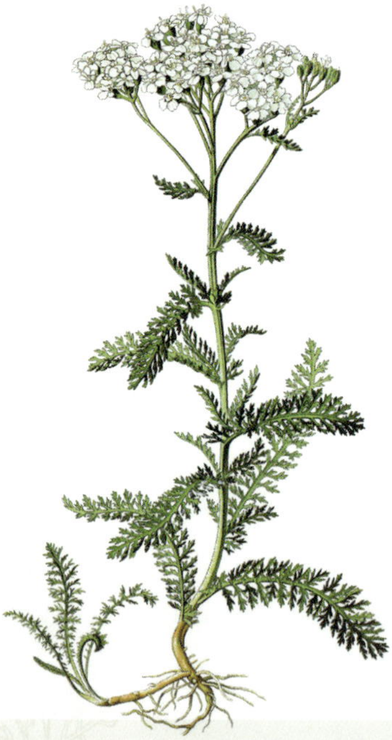

Salbei

Salvia officinalis

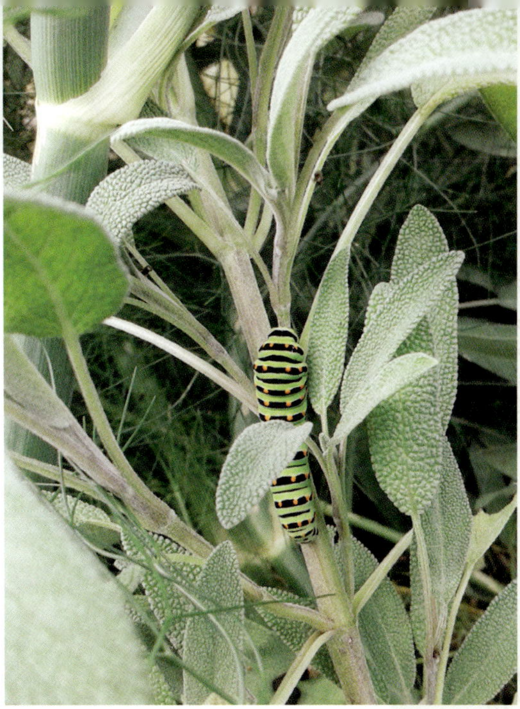

„Wer auf Salbei baut – den Tod kaum schaut.“

So heißt es schon in alten Büchern.

Der Name salvia leitet sich vom lateinischen salvare (heilen), salvere (gesund bleiben) ab.

Salbei ist eine mehrjährige Pflanze, gesammelt wird von Juni bis August das ganze Kraut.

Salbei wirkt keimtötend, krampflösend, entzündungshemmend, wundheilend, auswurffördernd, magenstärkend, menstruationsregulierend, blähungswidrig, schweißhemmend, galleanregend, durchfallhemmend, milchsekretionshemmend.

Salbeitee

2 Teelöffel Kraut werden mit 250 ml kochendem Wasser übergossen. Mindestens 15 Minuten ziehen lassen.

- Bei Bedarf eine Tasse trinken, man kann ihn auch als Gurgellösung benutzen.
- Gute Erfahrungen hat man mit dem Tee auch bei übermäßigem Schwitzen, Menstruationsbeschwerden, Nieren- und Leberleiden sowie Nachtschweiß gemacht.
- Die Gerbstoffe im Tee stärken kranke und gesunde Schleimhäute und machen es Erregern schwer sich an diesen festzusetzen.

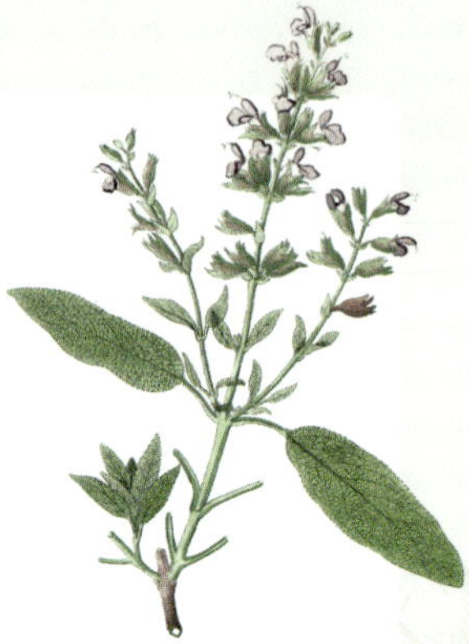

Hildegard von Bingen:

Nimm Salbei und pulverisiere ihn, und iss dieses Pulver mit Brot, dies vermindert die schlechten Säfte in dir.

Wer einen stinkenden Atem hat, der koche Salbei in Wein, und das trinke er oft.

Salbeiwein

1 Handvoll Salbeiblätter mit 0,7 l süßem Wein übergießen, 10 Tage stehen lassen, abfiltern.

› Gläschenweise trinken,
stärkt in Grippezeiten und desinfiziert.

Die Frische des Salbeis soll sich auch auf unseren Geist auswirken und ihn lebendig und wach machen.

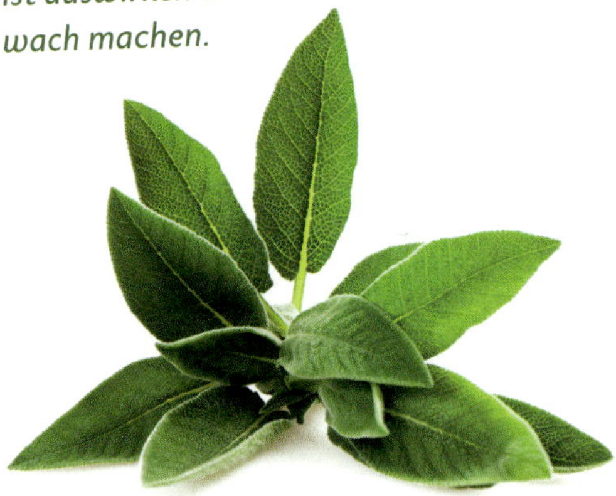

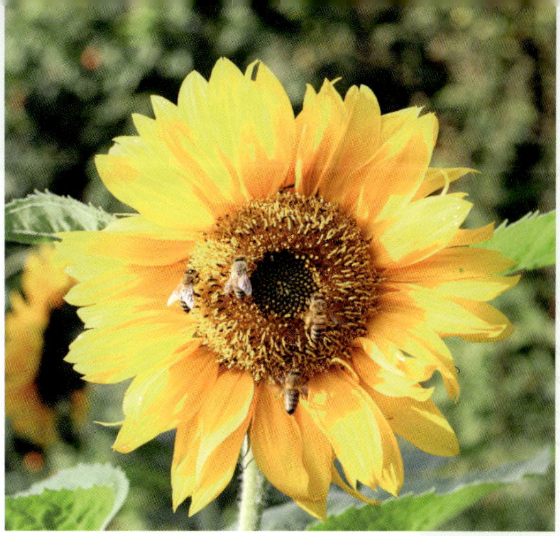

Sonnenblume

Helianthus annuus

Sie ist eine richtige Lichtbringerin, lässt unsere Seele tanzen und unser Herz sich erfreuen.

Die Sonnenblume ist einjährig und braucht nährstoffreichen Humus sowie volle Sonne.

Geerntet werden die Samen und Blütenblätter von Juli bis Oktober.

Sie wirkt harntreibend, zusammenziehend, fiebersenkend und hustenlindernd.

LEITSATZ: Aufrecht und stark durch das Leben gehen. Das Selbstbewusstsein stärken, mutig und entschlossen die eigene Persönlichkeit leben.

Blütenessenz

2 Handvoll Blüten mit Korn übergießen, 14 Tage warm und sonnig stellen, abseihen und in Flaschen füllen. Wer möchte, kann sie 1:1 mit abgekochtem Wasser verdünnen.

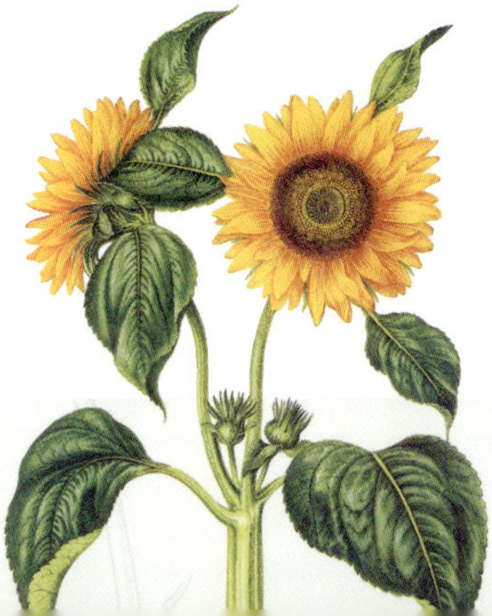

Sonnenblumentee

Aus den frischen Blättern kann man einen wirksamen Fiebertee bei Sommergrippe zubereiten.

- Dieser Tee ist auch bei Erkältungskrankheiten und Blasenentzündung einsetzbar.

Benötigst du mehr Licht, Freude und Frohsinn in deinem Leben, füge deinen Teemischungen einige Sonnenblumen-Blütenblätter hinzu und dein Herz und Gemüt werden von diesen erfüllt.

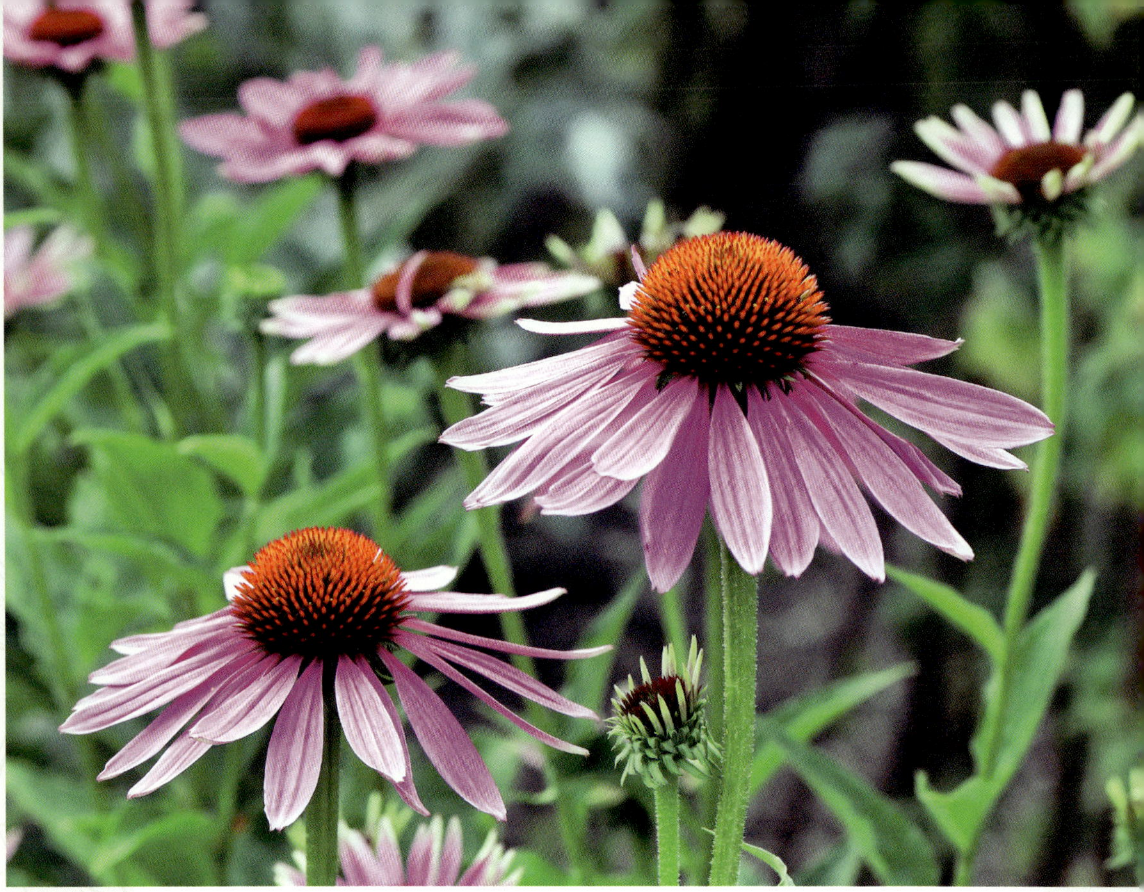

Sonnenhut

Echinacea angustifolia

Sonnenhut ist eine mehrjährige Pflanze, sie kommt mit jedem Boden gut zurecht und braucht viel Sonne.

Verwendet werden Blütenblätter, Blätter und Wurzeln.
Die Blätter vor der Blüte und die Wurzeln im Herbst ernten.

Sonnenhut wirkt Immunsystem anregend, entzündungshemmend und aktivierend.

Eines der wichtigsten Anwendungsgebiete von Echinacea ist unser Immunsystem. Sonnenhuttee kurmäßig getrunken stärkt die Abwehrkräfte des Körpers beträchtlich.

Sonnenhut gehört zu jenen Pflanzen, denen man besondere Wirkung nach Umweltkatastrophen nachsagt.

› Getrocknete kleine Stückchen der Wurzel für längere Zeit im Mund behalten. Kauen, aber nur den Saft schlucken. Die Ausscheidung giftiger Stoffe aus unserem Körper soll dadurch beschleunigt werden.

Eine Tinktur aus allen Pflanzenteilen wirkt bei entzündlichen Prozessen, ganz gleich ob es sich um die Lunge oder um die Entzündung anderer Bereiche im Körper handelt. Durch die Inhaltsstoffe wird auch das ganze Lymphsystem stimuliert, das Immunsystem wird gestärkt.

Sehr empfehlenswert ist Echinacea auch in einem **Oxymel**.

Der Sonnenhut ist eine Heilpflanze der indigenen Bevölkerung Nordamerikas, mittlerweile hat er bei uns einen fixen Platz in der Therapie der verschiedensten Krankheiten.

Sonnenhutwurzel-Tee

1 Teelöffel der pulverisierten Wurzel mit 250 ml kochendem Wasser übergießen, 10 Minuten ziehen lassen.

› 1 Tasse 2 Stunden nach jeder Mahlzeit zu sich nehmen.

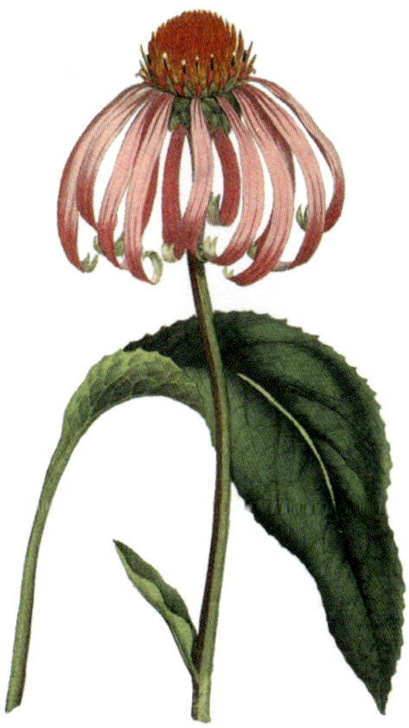

Spitzwegerich

Plantago lanceolata

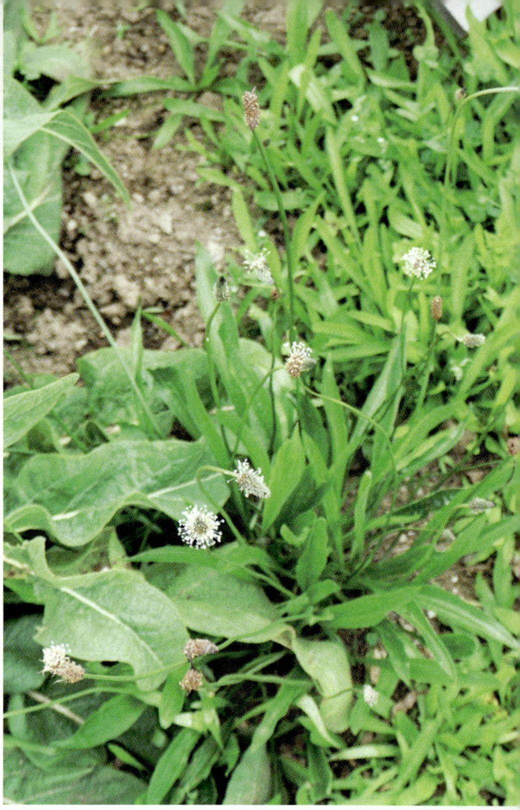

In ihrem Namen trägt diese uralte germanische Heilpflanze ihre Bedeutung: **Wegbeherrscherin**.

Spitzwegerich ist mehrjährig, wächst auf jedem Boden, in der Sonne und im Halbschatten.

Geerntet werden von Mai bis September die jungen Blätter.

Spitzwegerich wirkt hustenlindernd, blutreinigend, kühlend, heilend, zusammenziehend und zerteilend.

Spitzwegerich-Sirup ist bestimmt den meisten als Hustenmedizin bekannt. Er stärkt das Lungengewebe und ist hilfreich bei Asthma, Bronchitis und Lungenentzündung.

Weniger bekannt ist vielleicht seine überragende Wirkung zur Blutreinigung, bei Ausschlägen, schwachem Magen und Magersucht.

Frische Spitzwegerichblätter können zwischen den Händen gequetscht und aufgelegt werden. Hilfreich bei Verletzungen, blauen Flecken, offenen Wunden, Insektenstichen, müden Beinen – beim Wandern in den Schuh geben.

Spitzwegerich ist das Meisterkraut der Lunge. Er ist dem Element Metall zugeordnet, Yin.

Spitzwegerich: Der Wunden heilt und Schleim verwandelt!

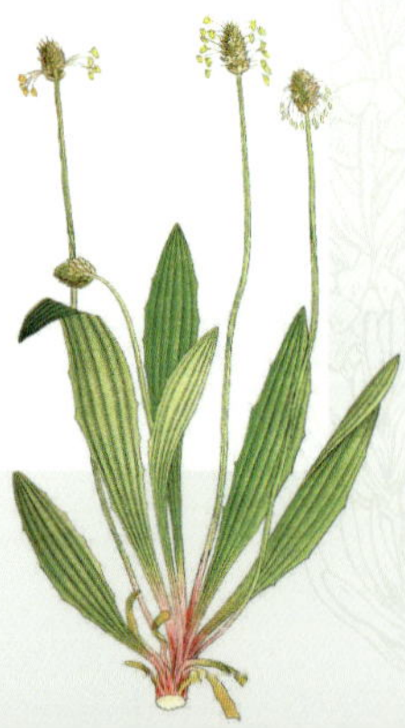

Einfacher Spitzwegerichsaft

Frische oder getrocknete Spitzwegerichblätter mit ein wenig Wasser im Mixer pürieren, aufkochen lassen und mit viel Honig vermischen.

› Das ist ein einfacher, aber wirksamer Hustensaft.

Suppe aus Spitzwegerich

Ich empfehle euch auch eine Suppe aus Spitzwegerich.

Erntet einen großen Bund Spitzwegerichblätter, waschen, abtupfen, fein schneiden und in einen Topf mit Wasser geben.

Zwei große Kartoffeln schälen, würfelig schneiden und zum Spitzwegerich geben, salzen und pfeffern.

Diese Suppe muss mindestens 20 Minuten köcheln, danach kann man sie pürieren und mit Sahne verfeinern.

Ihr werdet es nicht glauben, aber sie schmeckt wie eine Pilzsuppe, einzigartig. Der pilzige Geschmack kommt aber erst hervor, wenn ihr die Suppe mindestens diese 20 Minuten köchelt.

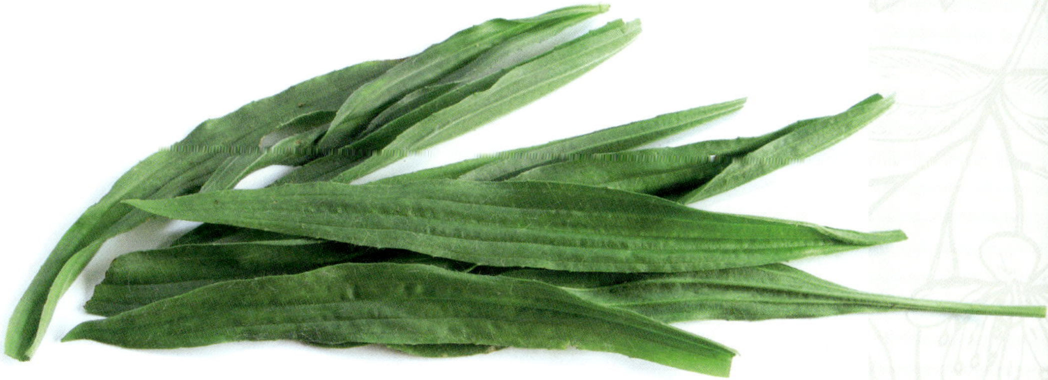

Tausendgüldenkraut

Centaurium erythraea

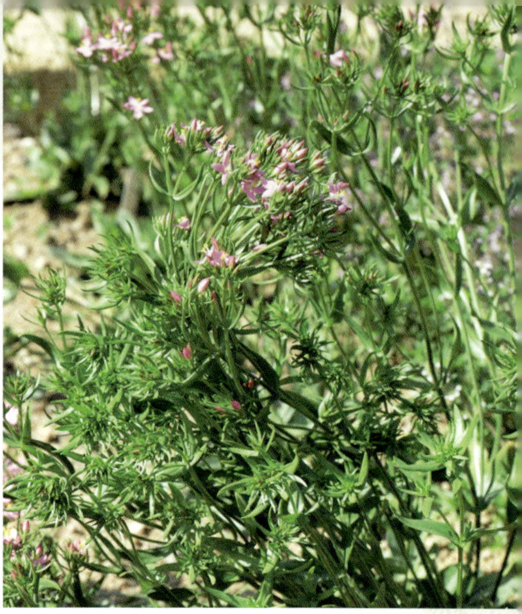

Bitter im Mund,
für den Magen gesund!

Tausendgüldenkraut wird auch Gottesgnaden-Kraut genannt, es war eines der Pestkräuter.

Es ist ein Enziangewächs und zweijährig.

Gesammelt werden von Juni bis August die Stängel und Blüten.

Es wirkt magenanregend, appetitanregend, reinigend, verdauungsfördernd, fiebersenkend, entzündungshemmend und kreislaufanregend. Bei Darmentzündungen und Gastritis sollte man es nicht nehmen.

Ein Tee aus dem Kraut wirkt bei Gallen- und Leberbeschwerden, Sodbrennen, Blutarmut, Appetitmangel und Gallensteinen.

Centaury (Tausendgüldenkraut) ist die 4. Bachblüte. Sie ist die Blüte des **Dienens**. Um die Wünsche anderer zu erfüllen, versäumt man es, die eigenen Bedürfnisse zu erkennen.

Tausendgüldenkraut ist der Meister des Selbstwertgefühls und dem Element Feuer zugeordnet, im Körper dem Dünndarm, Yin.

Tausendgüldenkraut: Der das Reine vom Unreinen trennt.

Tausendgüldenkraut-Tee

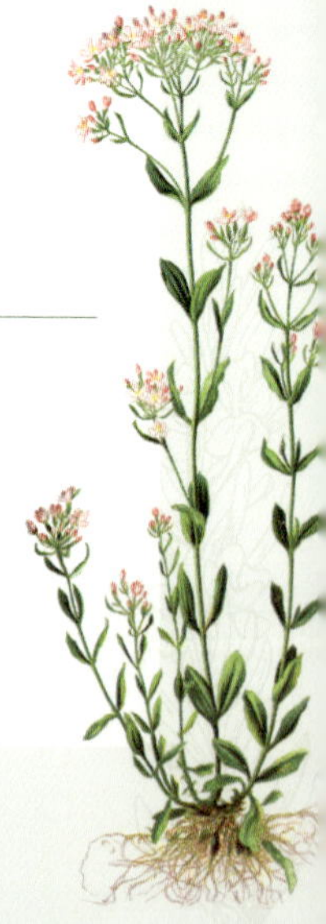

1 Teelöffel Kraut in eine Tasse mit kaltem Wasser geben und einige Stunden ziehen lassen. Nach dem Abseihen leicht erwärmen.

› 2 Tassen pro Tag eine ½ Stunde vor dem Essen trinken.

Thymian

Thymus vulgaris

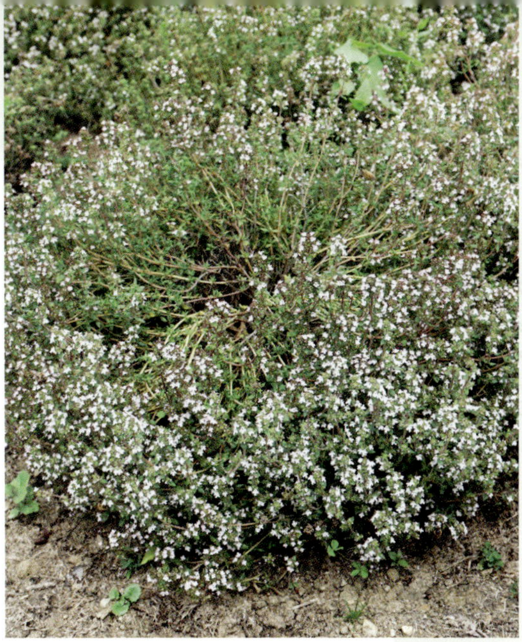

Thymian ist ein mehrjähriger Halbstrauch, der durchlässige Böden und volle Sonne mag.

Gesammelt wird vor und in der Blütezeit die obere Hälfte des Krautes.

Er wirkt krampflösend, antiseptisch, schleimlösend, auswurffördernd, kräftigend, harntreibend, wurmwidrig, durchfallhemmend und nervenstärkend. Außerdem ist Thymian eine Einschleuserpflanze für Eisen.

Tee aus dem Kraut hat umfassende Wirkungsgebiete: Bronchitis, Keuchhusten, Reizhusten, zur Regulierung der Monatsblutung, das Immunsystem wird aktiviert.

Thymian ist ein typisches Kinderkraut, den Tee kann man bereits ab dem 6. Monat Babys geben, wenn das Kind hustet oder an einer Verschleimung leidet. Meine Kinder haben Thymian-Tee geliebt.

Pro Winter sollte man nur eine Thymian-Anwendung vornehmen, kommt eine zweite Erkältung, soll man ein anderes Kraut verwenden.

Thymian ist das Meisterkraut der Reinigung, er wird dem Element Metall zugeordnet und im Körper der Lunge, Yang.

Thymian: Der trübe Säfte mindert.

Thymiantee

1 Teelöffel trockenes Kraut wird mit 250 ml kaltem Wasser zugestellt und ein Mal aufgekocht, für Kinder nimmt man die Hälfte.

- Bei Husten trinkt man 3 Tassen täglich und süßt mit Honig.

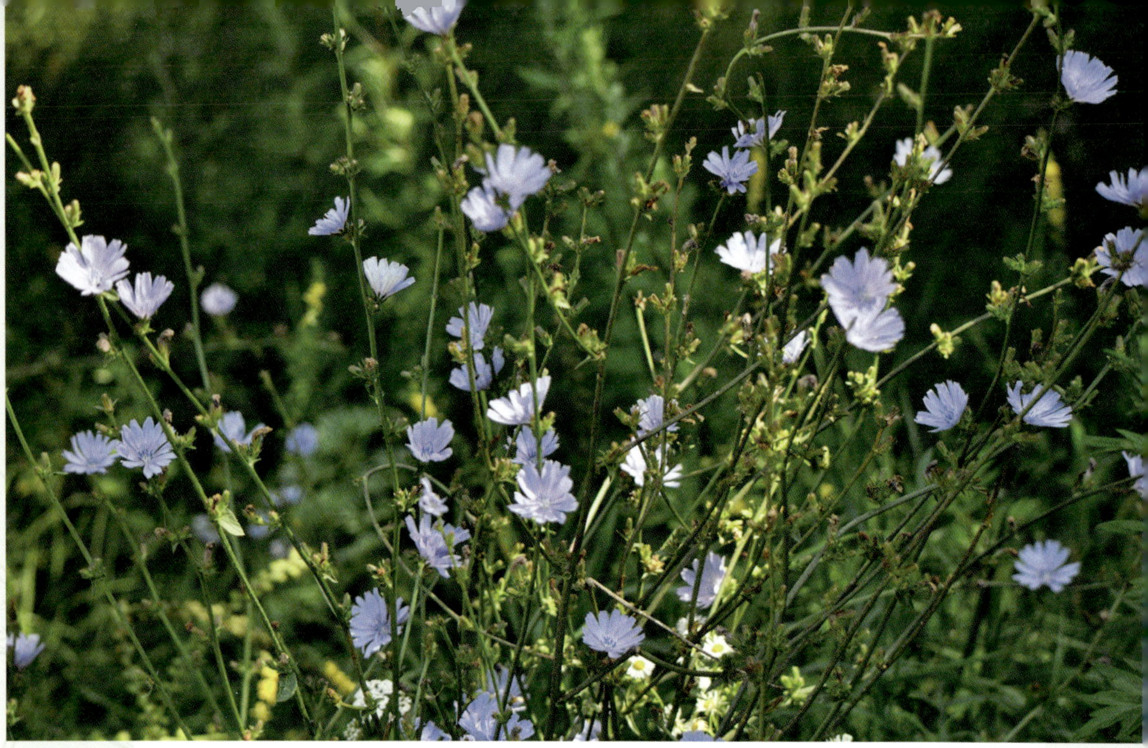

Wegwarte

Cichorium intybus

Die Sage sieht in der Wegwarte eine verzauberte Jungfrau, die am Weg auf ihren Geliebten wartet.

Zudem ist sie die Heilpflanze des Jahres 2020 gewesen!

Die Wegwarte ist ein- bis mehrjährig und gedeiht in tiefen Böden.

Gesammelt werden von Juli bis Oktober die Blätter, Blüten und im Herbst die Wurzel.

Sie wirkt appetitanregend, harntreibend, abführend, verdauungsfördernd und blutstillend.

So einzigartig die Wegwarte anzusehen ist, so bitter ist ihr Geschmack. Der Genuss der bitteren Pflanze führt zu einer gelösteren Stimmung und zu besserer Laune. Die Wegwarte ist eine Einschleuserpflanze für Kalium.

Tee aus den Blättern und der Wurzel ist hilfreich bei Stoffwechselstörungen, Leberkrankheiten, Gallenbeschwerden, Appetitlosigkeit und eines der besten Mittel für die Heilung der Milz.

Chicory (Wegwarte) ist die 8. Bachblüte. Sie ist die Blüte der Mütterlichkeit. Chicory hilft sich selbst zurückzunehmen.

Wegwarte ist ein Ersatzspieler der Meisterkräuter und dem Element Holz zugeordnet, im Körper der Gallenblase, Yin.

Wegwartetee

1 Teelöffel Wurzel oder Kraut wird mit 250 ml kaltem Wasser zugestellt und 2 Minuten wallend gekocht.

› Abseihen und 3 Tassen pro Tag trinken.

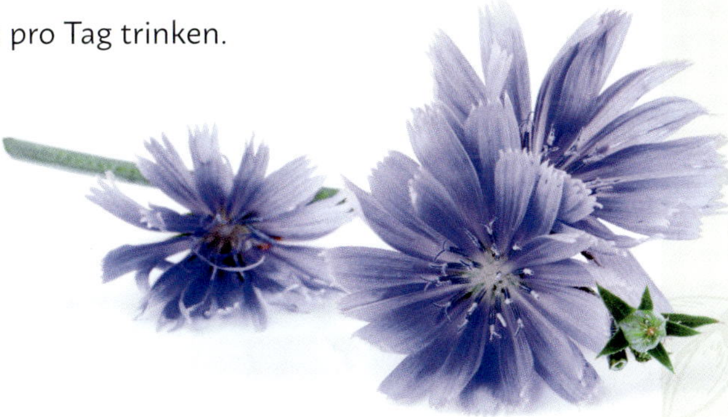

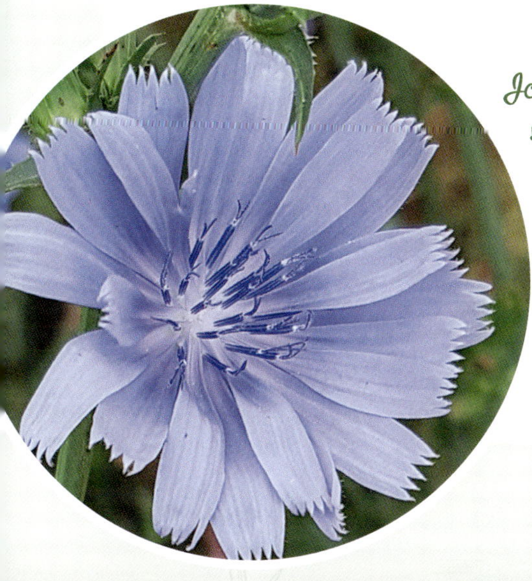

Ich glaube, Fünkchen hat sich in sie verliebt.

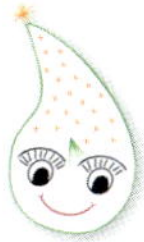

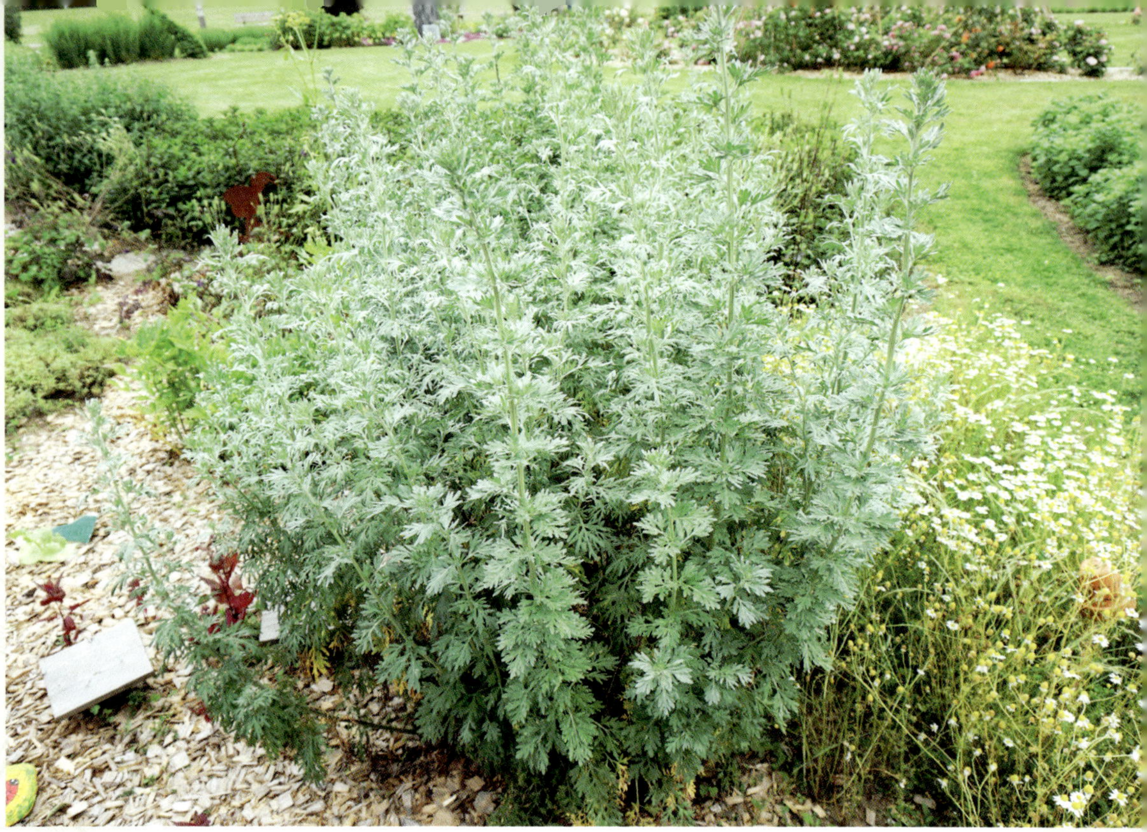

Wermut

Artemisia absinthium

Wermut ist eine mehrjährige Pflanze, wächst auf trockenem Boden in der Sonne und im Halbschatten.

Gesammelt wird von Juni bis August das gesamte Kraut.

Wermut wirkt: keimtötend, schweißtreibend, harntreibend, fiebersenkend, menstruationsregulierend, wurmwidrig, magenstärkend, blutstillend, gallen- und leberanregend.

Es gibt kaum ein besseres Kraut bei Magen, Darm- und Galleerkrankungen als Wermut. Er wirkt anregend auf den Stoffwechsel und kräftigt die Verdauungsorgane. Er mobilisiert die körpereigenen Abwehrkräfte. Das wussten auch schon Hildegard von Bingen und die Kräuterpfarrer Kneipp und Künzle.

Der Bitterstoff Absinthin und das enthaltene Thujon werden nicht von jedem vertragen, darum bitte auch keine Langzeittherapie mit diesem Kraut. Wenn man es kurzfristig und in angemessener Dosierung verwendet, ist es unserem Körper eine große Hilfe.

Wermut ist ein Ersatzspieler der Meisterkräuter und dem Element Holz zugeordnet sowie im Körper der Gallenblase, Yang.

Wermuttee

1 Teelöffel Kraut mit 250 ml kochendem Wasser übergießen und 10 Minuten ziehen lassen.

Wermutwein

35 g Wermutblätter und -blüten in ein Einmachglas geben und mit 1 l Weißwein übergießen. 5 Tage ziehen lassen. Abseihen, in Flaschen füllen.

› Nicht mehr als ein Stamperl am Tag trinken.

Wermut gegen Haarausfall

Eine liebe Bekannte holt aus meinem Garten Wermut gegen Haarausfall.

Sie nimmt ein Glas Wasser, hält einen kleinen Stängel Wermut für ein paar Minuten hinein und trinkt dann das Wasser.

› Sie macht das kurmäßig 3 Wochen lang.

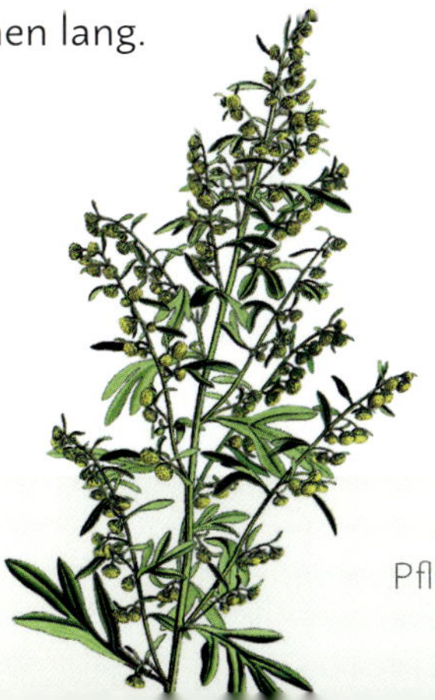

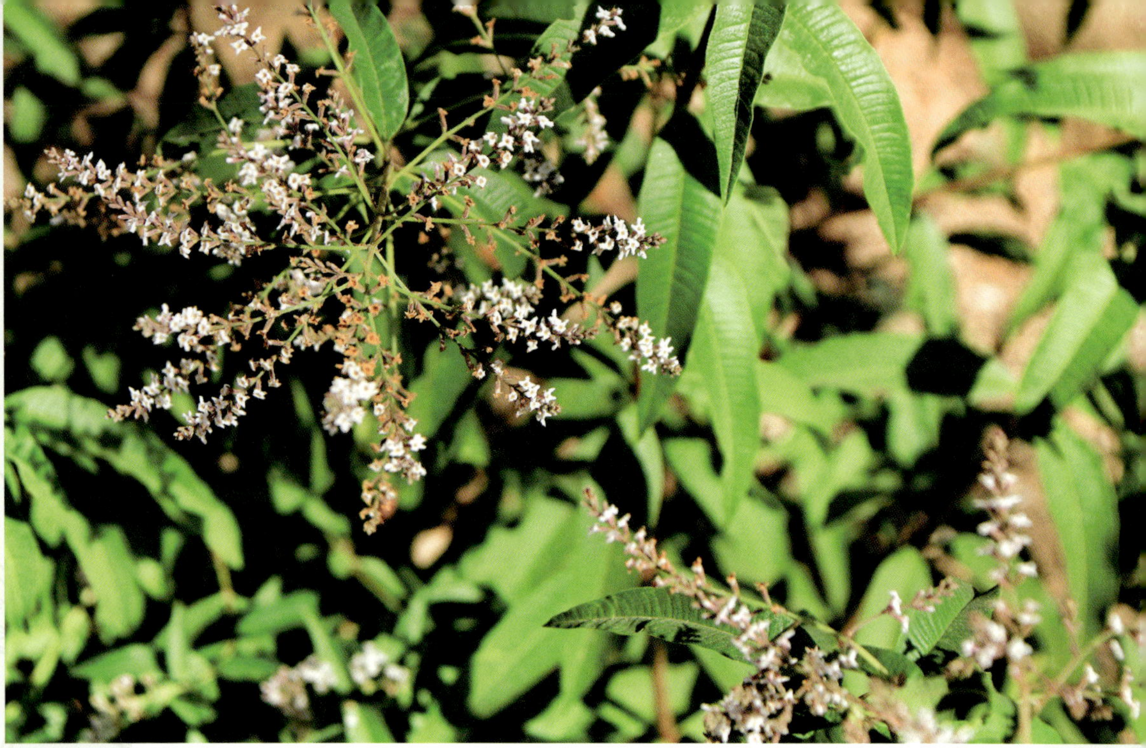

Zitronenverbene

Aloysia triphylla syn. Lippia citriodora

Dein Duft lässt den Alltag vergessen,
ich kenne keine, die sich an dir kann messen.
Wenn ich dich rieche, jubelt meine Seele dir zu,
unglaublich beruhigend,
man kommt durch dich wieder zur Ruh.

In unseren Gefilden ist die Zitronenverbene nicht winterhart. Sie liebt die volle Sonne und nährstoffreiche Sandböden.

Gesammelt wird von Mai bis September das ganze Kraut.

Ein Tee aus ihren Blättern schmeckt hervorragend und lässt sich auch mit allen anderen Teekräutern als Geschmackskomponente mischen.

In Frankreich nennt man den Strauch Verveine und bezeichnet damit auch einen traditionellen Einschlaftee.

Das Kraut enthält viele ätherische Öle, das hat die Kosmetikindustrie dazu angeregt, das ätherische Öl zu verwerten.

Ich gebe die Zitronenverbene gerne in Duftpotpourries und in Kräuterkissen, der Duft ist sehr beruhigend und hüllt mich angenehm ein.

Wer gerne Sirup trinkt, hat mit der Zitronenverbene ein sehr intensives Kraut, das sich gut verarbeiten lässt. Damit kann man sich ein Stück Sommer in die dunkle Jahreszeit holen.

Dieser Sirup ist auch bei Kindern sehr beliebt, da er zitronig-fruchtig schmeckt.

- Er eignet sich auch sehr gut, um mit Soda aufgespritzt zu werden, für die unter uns, die es gerne prickelnder bevorzugen.
- Mein Mann verwendet den Sirup mit Vorliebe, um den Vanillepudding zu verfeinern.
- Meine Tochter hingegen süßt damit ihren Kräutertee. Sehr empfehlenswert!
- Über Waffeln anstatt Ahornsirup soll er auch hervorragend passen, das habe ich persönlich aber noch nicht probiert.

Eurem Einfallsreichtum sind keine Grenzen gesetzt.

Zitronenverbene fördert die Konzentration und macht ein fröhliches Gemüt.

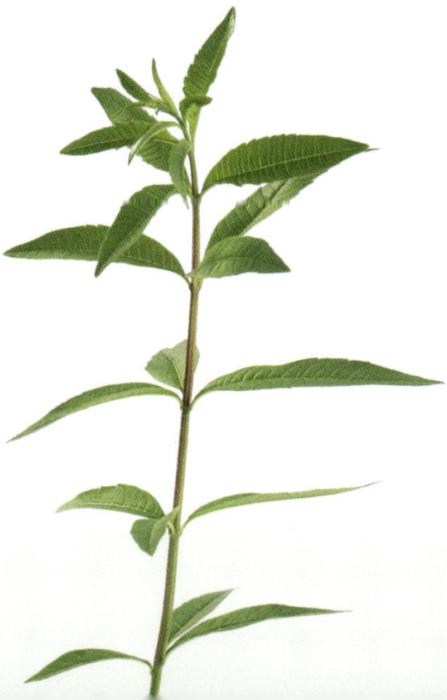

HEILKRÄUTER FÜR FRAUEN

Im Leben einer Frau kann es von der Pubertät bis ins hohe Alter immer wieder zu Beschwerden kommen. Ich bin der Meinung, dass uns dabei Mutter Natur einen großen Schatz an Heilpflanzen geschenkt hat, um gewisse Beschwerden zu lindern oder sogar ganz zu heilen. Natürlich muss man diese Unpässlichkeiten zuvor mit dem Arzt abklären und über alternative Behandlungen sprechen.

Phytotherapie

In der Pflanzenheilkunde kommen grundsätzlich nur ganze Pflanzen oder Pflanzenteile, z. B. Wurzeln, Samen, Blüten, Blätter oder Rinden zur Anwendung. Auf allen Kontinenten und in allen Kulturen ist diese älteste medizinische Therapierichtung beheimatet.

Die Pflanze oder ihre speziellen Pflanzenteile, die auch *Drogen* genannt werden, kann man als Saft, Tinktur, Extrakt, Auskochung oder ätherisches Öl verwenden.

Es wird dabei keine chemische Isolierung eines Arzneistoffes vorgenommen, da die Wirkung durch die Komplexheit der Inhaltsstoffe zustande kommt.

Es wirkt also immer ein Stoffgemisch. Das heißt, dass das Ganzheitliche der Pflanze uns bei unseren Beschwerden hilft, ein Zusammenspiel all ihrer guten Inhaltsstoffe, und dass nicht nur ein einziger Teil von ihr isoliert wird. Die Pflanze als Ganzes hilft uns.

Pflanzen sind Naturprodukte und unterliegen in der Wirksamkeit ihrer Inhaltsstoffe natürlichen Schwankungen. Wenn ich selbst Heilkräuter sammle, muss ich darauf achten den richtigen Zeitpunkt zu wählen.

Der richtige Zeitpunkt

Generell gilt:

- Nur bei trockenem Wetter sammeln. Blüten und das Kraut werden am Vormittag gesammelt, wenn sie nicht mehr taunass sind, nicht in der Mittagshitze. Keine Pflanzen sammeln, die an viel befahrenen Straßen wachsen, aber auch auf Feldern, wo vom Bauer gedüngt wird, sollen keine Pflanzen gepflückt werden.

- Wurzeln sammelt man am besten, wenn sich der oberirdische Teil der Pflanze zurückgezogen hat, das wäre im Spätherbst und im frühen Frühjahr. Eine gute Idee ist es, schon rechtzeitig die Stelle mit einem Stock oder dergleichen zu markieren. Keine Plastikbehälter verwenden, Körbe eignen sich sehr gut dafür.

- Kräuter im luftigen Schatten trocknen. Die größte Heilwirkung haben unsere Kräuter, wenn man Blätter an Blatttagen, Blüten an Blütentagen und Wurzeln an Wurzeltagen sammelt.

- Seit vielen Jahrhunderten orientieren sich die Menschen nach dem Mond. Die Erfahrung daraus (Mondkalender) lehrt uns, dass gewisse Pflanzenteile ihre optimale Wirkung entwickeln, wenn sie genau an den dafür vorgesehenen Tagen geerntet werden, wie z. B. die Blüten am Blütentag.

- Gesammelt wird mit Achtsamkeit und ohne Flurschäden zu hinterlassen.

Die Kräuter danken es uns und werden im Folgejahr noch mal so schön blühen und sprießen.

Frauenbeschwerden

Blasenentzündung

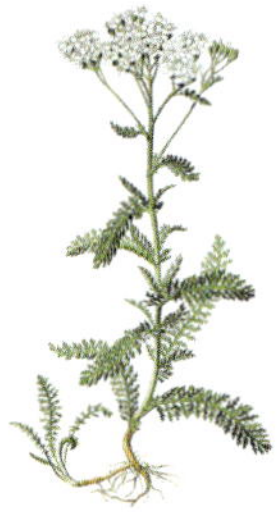

Schafgarbe (*Achillea millefolium*) ist das Frauenkraut schlechthin und als Allheilmittel mit der Kamille zu vergleichen. Zudem ist sie eine Einschleuserpflanze für Natrium.

Schafgarbe findet Verwendung bei Blasenschwäche, Regelstörungen, Bauchschmerzen, Unterleibskrämpfen, Magenschwäche und Durchfall.

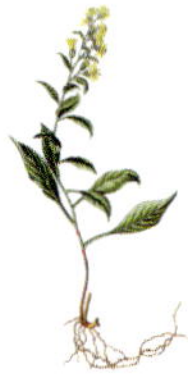

Goldrute (*Solidago virgaurea*) ist ein ausgesprochenes Blasen- und Nierenkraut. Bei Blasensteinen, Nierensteinen und Blasen- und Nierenentzündungen ist es genauso angebracht, wie bei Schmerzen bei der Harnentleerung.

Die Goldrute ist entzündungshemmend, wassertreibend, schleimlösend, wundheilend, anregend und stopfend.

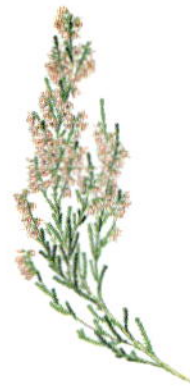

Heidekraut (*Calluna vulgaris*) ist harntreibend, blutreinigend und stopfend. Bei Entzündungen der ableitenden Harnwege und zur Vorbeugung von Nierensteinen wird Tee aus abgerebelten Triebspitzen und Blüten verwendet.

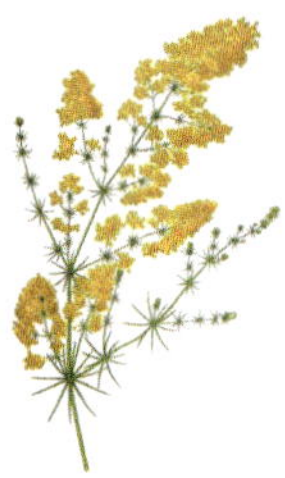

Labkraut (*Galium verum*) hilft sehr gut bei Erkrankungen der ableitenden Harnwege, die auf Entzündungen zurückzuführen sind. Labkraut unterstützt unser Lymphsystem bei der Ausscheidung von Abfallstoffen aus unserem Körper über den Urin.

Es ist krampflösend, wassertreibend, harntreibend, wundheilend, hautreinigend, nervenberuhigend, drüsenanregend, schleimlösend, krebsfeindlich, steinlösend und blutreinigend.

Birkenblätter-Tee ist ein gutes harntreibendes Mittel und hilft bei hartnäckigem Blasenkatarrh, Gichtleiden, Nierensteinen und Nierengrieß. Er regt die Nieren sanft an und durchspült die ableitenden Harnwege ohne Nebenwirkungen, deshalb ist er auch sehr gut für Schwangere und ältere Menschen geeignet.

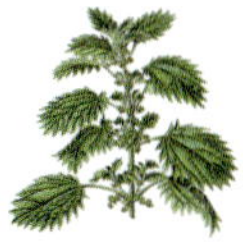

Brennnessel (*Urtica dioica*) ist gut für fast alles, vor allem wassertreibend.

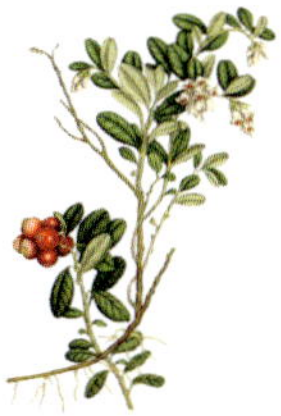

Preiselbeeren (*Vaccinium fitis-idaea*) haben zusammenziehende und antiseptische Eigenschaften bei Harnwegserkrankungen. Erfolgreich anwenden kann man sie auch bei Entzündungen der Blase, der Harnröhre und der Nieren. Preiselbeeren wirken desinfizierend, harntreibend, zusammenziehend und nervenberuhigend.

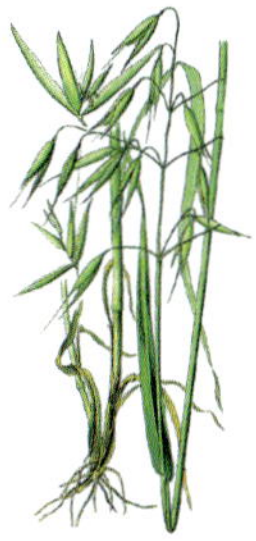

Hafer kochen bei Blasenerkrankungen. Hafer enthält sehr viel Kieselsäure und ist reich an B-Vitaminen, Aminosäuren und Mineralstoffen. Nicht nur, wie schon bekannt, als Heilnahrung bei Magen- und Darmerkrankungen soll man Haferbrei, Haferflockensuppe und Haferschleim verwenden. Auch bei Blasen- und Nierenerkrankungen wird Hafer in diesen Zubereitungsformen eingesetzt. Zudem kann häufiger Hafergenuss den Cholesterinspiegel senken. Mahlzeit!!!

Mein absolutes Lieblingskraut, von dem ich, wenn ich durch den Garten gehe, immer wieder gerne nasche, ist die:

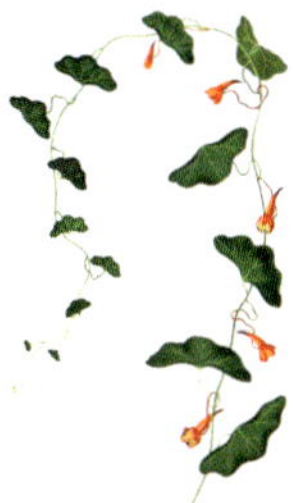

Kapuzinerkresse (*Tropaeolum majus*)
Sie enthält in all ihren Teilen einen Stoff, der wie ein Antibiotikum die Vermehrung von Bakterien verhindert. Antibiotika sind Stoffe, die dazu bestimmt sind, andere Organismen zu zerstören. Dieses Antibiotikum wird beim Verzehr aus dem ätherischen Öl freigesetzt und über Atem und Harn ausgeschieden. An diesen

Stellen entfaltet es seine antibakteriellen Eigenschaften. Es ist ein Penicillin-Ersatz mit Breitbandwirkung und hilft bei Infektionen der Atemwege.

Ein wichtiger Anwendungsbereich sind die Harnwege. Bei allen entzündlichen Erkrankungen der Harnwege und der Niere ist Kapuzinerkresse Heilnahrung. Sie ist in der Lage die Vermehrung von Pilzen, Viren und Bakterien zu hemmen.

- Wenn möglich wird Kapuzinerkresse frisch verzehrt oder als Presssaft (ca. 1 Esslöffel täglich) zu sich genommen. Eine Tinktur aus Blättern und Blüten ist lange haltbar und man kann darauf jederzeit zurückgreifen (15–20 Tropfen 3 Mal täglich).
- Wer Kapern mag, kann die Samen als solche einlegen, sie schmecken ganz vorzüglich.

Ein angenehm und herrlich wärmendes Mittel bei diversen Blasenleiden ist das **Heublumen-Fußbad**.

Personen, die vermehrt mit der Blase ihr Leiden haben, empfehle ich häufig **rote bis schwarze frische Beeren** zu essen oder rote Säfte zu trinken. Dazu gehören Johannisbeere, Himbeere, Preiselbeere, Brombeere usw.

Menstruationsbeschwerden

Mitunter kommt es mir so vor, als ob die Mädchen von heute schon viel früher ihre Tage bekommen als noch vor 30 Jahren.

Meine Tochter war noch keine 11 Jahre, als es bei ihr einsetzte, einhergehend mit starken Krämpfen, Übelkeit, Schwindel und Kopfschmerzen. An manchen Tagen konnte sie nicht einmal die Schule besuchen, so sehr hielten die Schmerzen ihren jungen Körper in Schach.

Naturheilkundlich gibt es auch hier eine große Bandbreite an Heilkräutern, die in dieser Phase unterstützen und helfen können. Ich finde es wichtig, dass man nicht sofort zu Tabletten greift, sondern auch alternativ behandelt.

Die Heilkraft einer zarten Pflanze und Streicheleinheiten von Mama können oft viel mehr bewirken als so manches Medikament. Wenn es allerdings gar nicht mehr auszuhalten ist, bitte nicht leiden oder leiden lassen.

Teemischung bei Menstruationsbeschwerden

- 20 g Schafgarbe
- 20 g Frauenmantel
- 20 g Gänsefingerkraut
- 20 g Brennnessel
- 20 g Salbei
- 10 g Verbena
- 10 g Minze
- 10 g Himbeerblätter
- 10 g Weidenrinde
- 10 g Hirtentäschel

Angeführte Kräuter mischen und 2 Teelöffel mit 250 ml kochendem Wasser übergießen, ca. 10 Minuten ziehen lassen.

› 3 Mal täglich eine Tasse trinken.

› Wer nicht selber sammelt, kann die Kräuter auch gerne in der Apotheke kaufen, es sollten allerdings Biokräuter sein.

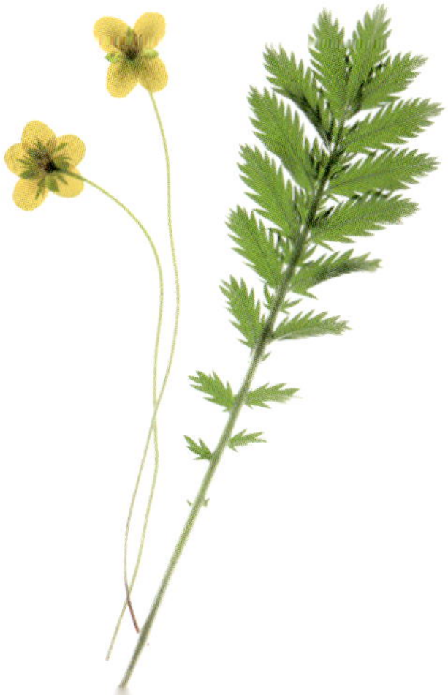

Gänsefingerkraut

Krämpfe

Äußerlich den Bauch mit Johanniskraut-Ölauszug, Hopfen-Ölauszug oder Pfefferminz-Olivenöl-Mischung einmassieren.

Auf warme Füße achten.

Krampflösender Tee

- 20 g Lemongras (Zitronengras)
- 20 g Eisenkraut
- 20 g Frauenmantel
- 10 g Schafgarbe
- 10 g Brennnessel
- 10 g Kamille
- 10 g Lavendel

Alle Kräuter vermischen und 2 Teelöffel mit 250 ml kochendem Wasser übergießen. 10 Minuten ziehen lassen.

› 3 Mal täglich eine Tasse trinken.

› Lemon-/Zitronengras ist krampflösend, antibakteriell, desinfizierend, harntreibend, schweißtreibend und verdauungsfördernd.

Eisenkrauttee hilft bei Krämpfen, Migräne, Nervenschmerzen, Gicht und Schlaflosigkeit. Er reinigt die Leber, die Nieren und die Milz.

Frauenmantel ist das klassische Heilmittel der Frauen und wird bei allen Frauenleiden eingesetzt. Der Tee ist menstruationsregelnd, blutreinigend, milchfördernd, wundheilend, entzündungshemmend, harntreibend, magenstärkend und stopfend.

Lavendel löst Krämpfe, wirkt beruhigend, durchblutend, schlaffördernd und desinfizierend. Als Tee verwendet gehört Lavendel zu den krampflösenden und blähungstreibenden Mitteln.

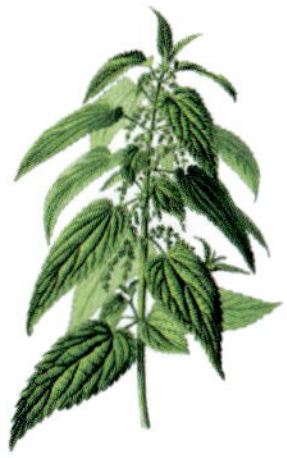

Die **Brennnessel** ist so vielfältig wie kaum eine andere Pflanze. In unserem Tee gegen Krämpfe ist sie ein überaus unterstützendes Kraut.

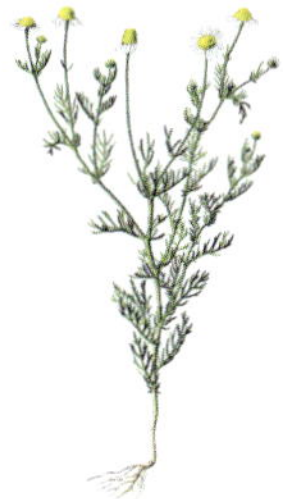

Kamille ist eine uns wohl allen bekannte Heilpflanze. Kamillentee wirkt bei Koliken, Blähungen, Bauchweh, reinigt Leber und Nieren. Die Kamille ist auch ein Kraut der Kinder, sie ist einer der ersten Kräutertees, die Kinder bekommen dürfen. Kamille ist auch ein wunderbares Wundheilmittel, daher ist sie auch eine Pflanze des Wochenbetts und vorher in der Schwangerschaft beruhigt sie Magen und Darm.

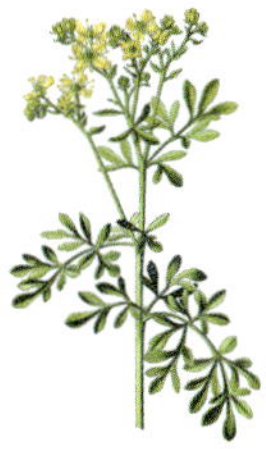

Gänsefingerkraut und **Weinraute** soll man auch noch unterstützend in eine Teemischung geben, um die Krämpfe zu lösen.

Zu starke Blutung

Einige Frauen leiden während der Periode an starkem Blutverlust sowie Rückenschmerzen und auch Unterleibskrämpfen. Der Blutverlust kann zu temporärem Eisenmangel führen, der durch blutbildende Frauenkräuter wie Brennnessel, Hirtentäschel und Schafgarbe ausgeglichen werden kann. Dauert die Regel allerdings länger als 5 Tage und ist die verlorene Menge Blut überdurchschnittlich, können phytohormonhaltige Frauenkräuter verwendet werden. **Schafgarbe** gehört zu den wirksamsten Blutstillern.

Mönchspfeffer (Samen), **Beifuß**, **Zinnkraut** und **wilder Yams** können auch eingesetzt werden.

Blutung einleiten

› Dafür nehme man ein Fußbad mit Rosmarin und etwa 3 Tassen Salbeitee auf den Tag verteilt.

Schwindel

Bei großem Blutverlust kann es auch mal zu Schwindelzuständen kommen. Auch hier hilft uns unser Allrounder, die **Schafgarbe**, in Verbindung mit Ringelblumenblüten.

› Daraus bereiten Sie einen Tee.

Übelkeit – Schwangerschaft

› Bereiten Sie sich einen leichten Tee aus Zitronenmelisse, Kamille, Himbeerblättern, Lavendel und etwas Ingwer.

HIMBEERE

Himbeerfrüchte und -blätter gehören zu den wichtigsten Heilpflanzen während der Schwangerschaft.

› Ab dem 5. Schwangerschaftsmonat gelegentlich 1 Tasse Tee, aber 6–8 Wochen vor der Entbindung regelmäßig, das erleichtert die Geburt.

Ihre **Inhaltsstoffe** stärken Gebärmutter und Beckenbodenmuskulatur, sie lösen durch ihre entspannende Wirkung Verkrampfungen.

Nach der Geburt weiterhin den Tee trinken, zusammen mit Frauenmantel, das fördert die Milchproduktion. Ebenso wird die Rückbildung der Gebärmutter unterstützt.

Reiner Himbeerblättertee hilft bei Frauenleiden, Wechseljahrbeschwerden, Fruchtbarkeitsstörungen, Durchfall, Nierenstörungen und Hautausschlägen.

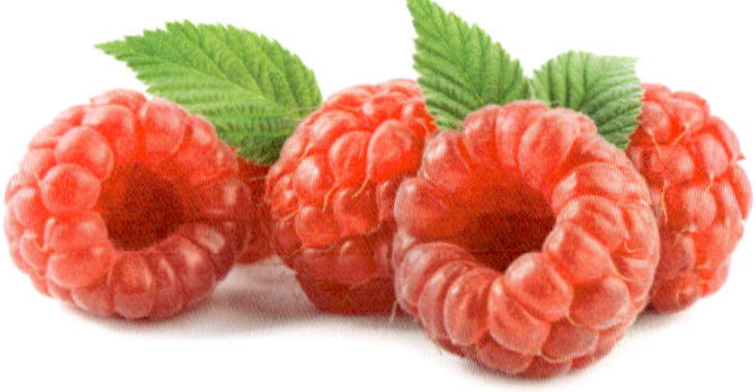

Schmerzende Brüste

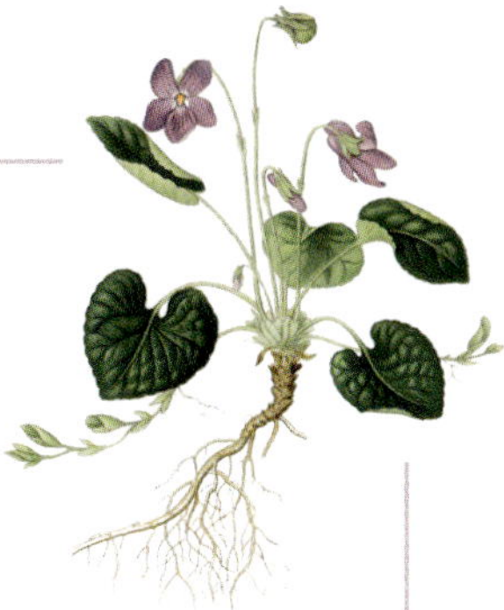

Veilchencreme

- 50 g Veilchen (ganze Pflanze)
- 100 g Lanolin
- 50 ml Olivenöl
- 1 EL Rosenwasser

Lanolin im Wasserbad schonend erwärmen, Olivenöl hinzufügen, ständig rühren, gehackte Veilchen beimengen, zum Schluss das Rosenwasser zufügen. Vom Herd nehmen und noch etwas weiterrühren, bis alles gut überkühlt ist. In Salbentiegel abfüllen.

› Hält ca. 1 Jahr.

Wehenfördernd

Beifuß, **Petersilie**, **Arnika**, **Hirtentäschel**, **Wermut**
Jedoch achtsam und mit Bedacht verwenden.

Diese Kräuter lassen sich als Tee verwenden, jeweils zu gleichen Teilen, nur vom Wermut nur ½ Teelöffel, da er sehr intensiv im Geschmack ist. Jedes dieser Kräuter kann man aber auch als Einzelteekraut verwenden. 1 Teelöffel auf 1 Tasse Tee, 3 Minuten ziehen lassen.

› 2–3 Tassen täglich

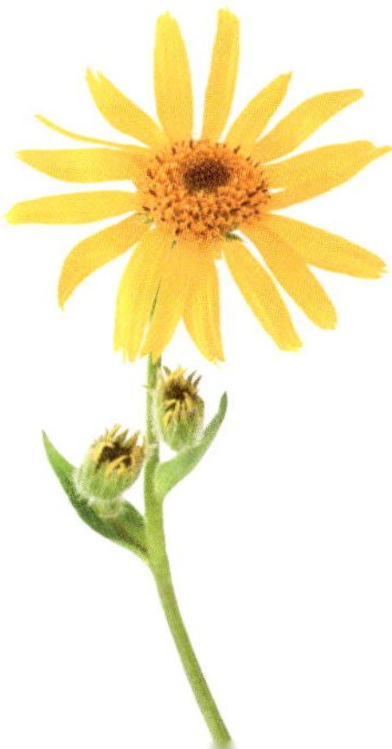

Arnika

Milchbildungsfördernd

Frauenmantel, Eisenkraut, Fenchel, Dill, Kümmel, Kamille, Vogelmiere, Anis, Bockshornklee

Wenn nicht jedes Kraut zur Verfügung steht, lässt sich auch jedes einzeln als Teekraut verwenden.

1 Teelöffel Teekraut auf 1 Tasse Wasser, 3 Minuten ziehen lassen.

› 3 Tassen täglich zu sich nehmen, so lange wie nötig.

Milchbildungshemmend

Salbei

Einen Esslöffel Salbei mit einem Liter kochendem Wasser übergießen und 10 Minuten ziehen lassen.

› Über den Tag verteilt warm trinken.

Wochenflusslindernd

Frauenmantel, Hirtentäschel, Zimt

Teemischung

- 10 g Frauenmantel
- 10 g Hirtentäschel
- 4 g Zimt (gemahlen oder Rinde)

Alles gut vermengen und 1 Teelöffel davon für 1 Tasse Tee verwenden. 5 Minuten ziehen lassen.

› 2–3 Tassen täglich trinken.

Wechseljahre

Davor, während und nach den Wechseljahren ist unser Körper oftmals aus der Balance. Aber wir lassen uns dadurch nicht entmutigen, denn auch für solche Situationen ist ein Kraut gewachsen.

HORMONSCHWANKUNGEN

Rotklee (*Trifolium pratense*)

Klee enthält außer Vitaminen, Mineralien und blutverdünnenden Substanzen vor allem viele pflanzliche Hormone. Diese Phytohormone sind jenen des menschlichen Körpers sehr ähnlich. Die sekundären Pflanzenstoffe brauchen wir, wenn unsere Östrogenproduktion nachlässt. Die Isoflavone (Phytoöstrogene) haben zellschützendes Potenzial. Die Gefahr an hormonabhängigem Krebs zu erkranken (Brust, Prostata, Gebärmutter) ist also kleiner. Sie reduzieren auch den Knochenabbau und erhöhen das Wohlbefinden in den Wechseljahren. Bei Unterleibsbeschwerden und Juckreiz wird empfohlen mit dem Rotklee Sitzbäder zu machen.

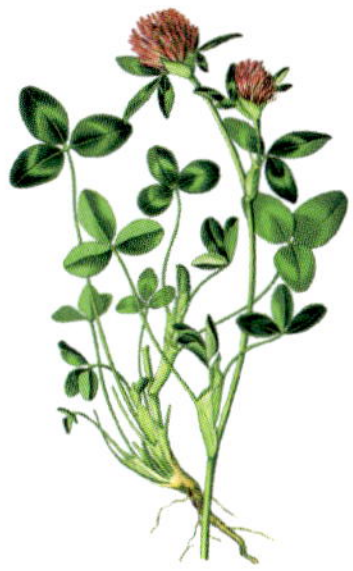

Frauenmantel (*Alchemilla xanthochlora*)

Den Germanen heilig und der Göttin Freya geweiht. Die getrockneten oberirdischen Teile des Frauenmantels werden gegen Hormonschwankungen im Klimakterium eingesetzt. Da er vor allem einen östrogendominanten Hormonspiegel ausgleicht, sollte er nicht bei Östrogenmangel genutzt werden.

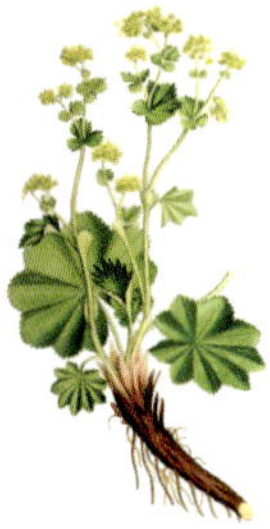

Himbeere (*Rubus idaeus*)

Die Himbeere zählt zu den Pflanzen, deren Früchte Phytoöstrogene enthalten. Diese können je nach Bedarf sowohl östrogene als auch antiöstrogene Eigenschaften entfalten, sodass der Genuss von Himbeeren dazu beiträgt, den Hormonspiegel während der Wechseljahre auszugleichen.

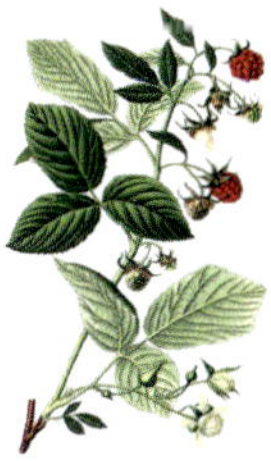

Schwarze Johannisbeere (*Ribes nigrum*)

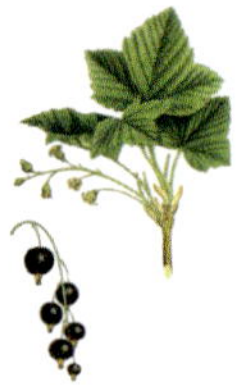

Die Schwarze Johannisbeere steht hier stellvertretend für alle Pflanzen und Früchte, die östrogenähnliche Phytoöstrogene enthalten und damit den abnehmenden Östrogenspiegel während der Wechseljahre ausgleichen können. Auch Stachelbeeren, Heidel- und Himbeeren können das.

DEPRESSIVE VERSTIMMUNGEN

Hafer (*Avena Sativa*)

Ein Tee aus grünem Hafer wird in der Volksmedizin als nervenstärkendes Mittel bei Reizbarkeit während der Wechseljahre eingesetzt. In Verbindung mit Passionsblumenblättern kann er bei Einschlafstörungen und nervösen Erregungs- oder Erschöpfungszuständen sehr hilfreich sein.

Johanniskraut (*Hypericum perforatum*)

Hildegard von Bingen nennt es: *Die Arnika der Nerven.*

Tee und Tinktur sind hilfreich bei melancholischen Zuständen, Depressionen, Überanstrengung, Unruhezuständen, Schwindel, nervösem Herz. Als Nervenberuhigungsmittel und Antidepressivum hat es sich deshalb durchgesetzt, weil es mehrere Überträgersubstanzen im Gehirn stimuliert, ohne die Reaktionsfähigkeit des Körpers herabzusetzen. Da Johanniskraut die Lichtempfindlichkeit erhöht und die Wirksamkeit von Medikamenten negativ beeinflussen kann, sollte die Dosierung nicht zu hoch sein.

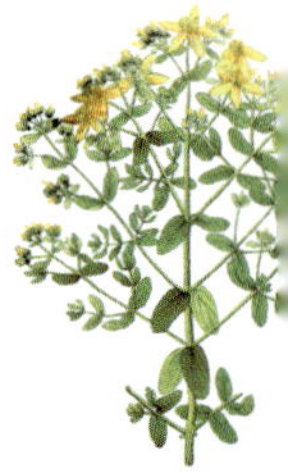

Hopfen (*Humulus lupulus*)

Als pflanzliches Sedativum wird Hopfen seit Jahrhunderten als mildes Beruhigungs- und Schlafmittel eingesetzt. Auch konnten gewisse östrogene Eigenschaften festgestellt werden.

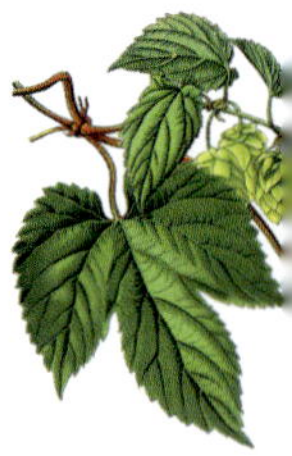

- Ein Hopfenzapfentee hilft bei Nervosität und Schlafstörungen während der Wechseljahre.

Lavendel (*Lavandula angustifolia*)

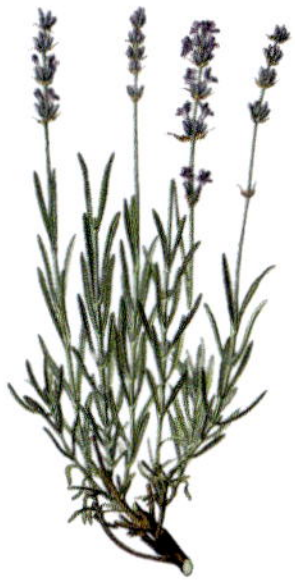

Lavendel hilft, wo es wichtig ist geradlinig und stabil zu sein. Er reinigt auf allen Ebenen, hilft sich nicht verbiegen zu lassen und aus dem Teufelskreis Stress, Schlafstörungen und verminderter Leistungsfähigkeit auszusteigen. Er hat eine beruhigende, schlaffördernde Wirkung und lässt uns aus der Ruhe unserer Mitte handeln.

Melisse (*Melissa officinalis*)

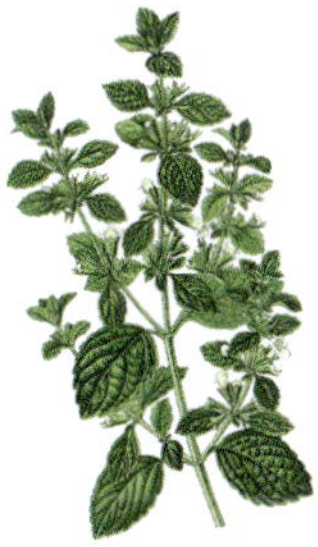

Paracelsus soll gesagt haben, *Melisse sei wertvoller als Gold.*

Hildegard von Bingen empfahl Melisse bei Herzproblemen und Freudlosigkeit. Auf die Psyche wirkt Melisse beruhigend und entspannend. Sie bringt Freude und Gelassenheit zurück. Sie lindert nervös bedingte Herz- und Verdauungsprobleme, Stauungskopfschmerzen sowie Einschlafstörungen aufgrund von Herzklopfen, Ängsten und schwer zu verarbeitenden Eindrücken des Tages. Melisse ist sanft, aber sehr kraftvoll, weshalb sie auch Kindern oft hilft.

Kamille (*Anthemis nobilis syn.*)

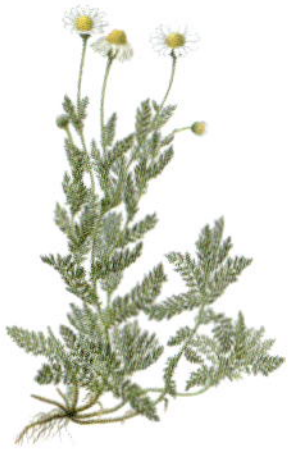

Die Kamille wirkt beruhigend und entkrampfend. Diese Wirkung hilft daher bei nervösen Beschwerden und Schlaflosigkeit.

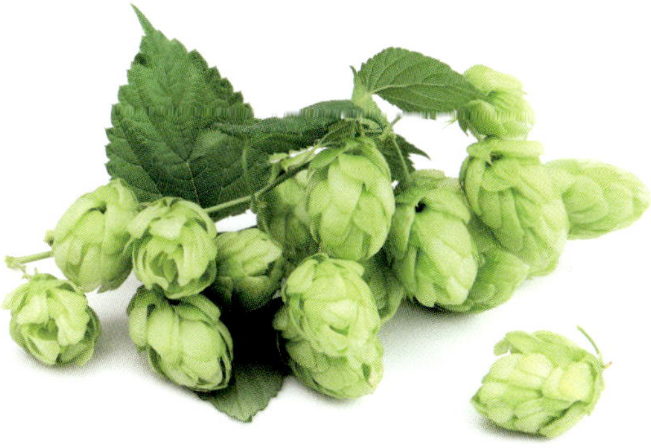

Hopfenzapfen

Tee bei trübseliger Verfassung

- **Johanniskraut** weist auf die Lichtseiten des Erdenlebens hin, gibt Kraft zum Neuaufbruch
- **Kamille** zeigt den Weg zur Selbstfindung, stärkt den schwachen Magen und macht Mut
- **Lavendel** festigt den Willen und vertreibt Traurigkeit
- **Salbei** schafft Aufhellung herbei und gilt als stärkendes Nervenmittel
- **Melisse** vermittelt echte Herzenswärme

Alle Kräuter zu gleichen Teilen mischen. 2 Teelöffel für 250 ml Wasser.

› 3 Wochen lang in der Früh und am Abend je eine Tasse schluckweise trinken. Bald werden wieder Frohsinn und Freude bei euch einziehen.

ÜBERMÄSSIGES SCHWITZEN

Traubensilberkerze (*Cimicifuga racemosa*)

Fertigextrakte aus dem Wurzelstock der Traubensilberkerze haben große Bedeutung bei Wechseljahrbeschwerden. Erwiesen sind eine Besserung der Schweißausbrüche und Hitzewallungen sowie von Schlafstörungen, Gelenkschmerzen und Stimmungsschwankungen.

Salbei (*Salvia officinalis*)

Wer auf Salbei baut – den Tod kaum schaut, heißt es in alten Büchern. Salbei gilt als wichtigste Arzneidroge gegen übermäßiges Schwitzen. Salbeitee hilft bei lästigem Nachtschweiß und Schwitzen an Händen und Füßen.

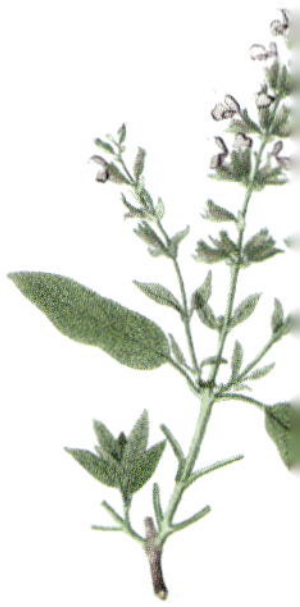

Innerlich hilft er als Tinktur, Frischpflanzensaft oder lauwarmer Tee.

Äußerlich wirkt ein Salbeitee (15 Minuten ziehen lassen) als desodorierende Waschung.

In der Schwangerschaft soll auf Salbei verzichtet werden, wegen des hohen Thujon-Gehalts. Im Gegenzug begünstigt er eine schnelle Geburt und ist gut gegen lästigen Harndrang.

WASSEREINLAGERUNGEN

Löwenzahn (*Taraxacum officinalis*)

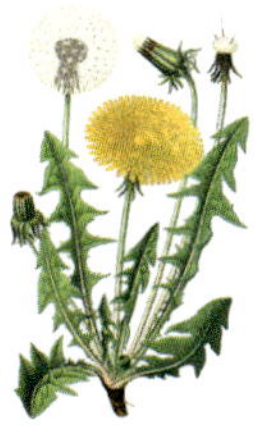

Während des Klimakteriums kommt es häufig zu Wassereinlagerungen und einem damit verbundenen Gefühl des Aufgedunsensein.

Ein ausschwemmender, entlastender Tee aus Löwenzahn, Brennnesseln und Birkenblättern verschafft hier Abhilfe.

› Dazu sollte viel Wasser getrunken werden, da der Tee stark entwässernd wirkt.

HERZ UND KREISLAUF STÄRKEND

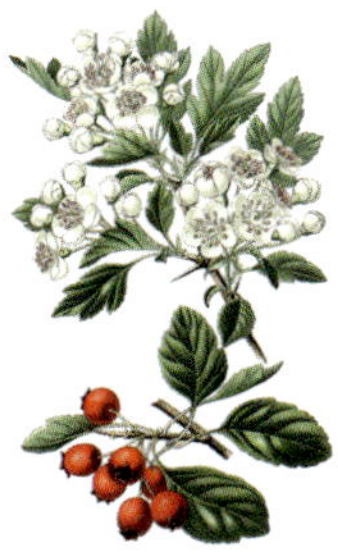

Weißdorn (*Crataegus monogyna*)

Immer wieder können während der Wechseljahre Herz- und Kreislaufstörungen auftreten. Die Blüten, Blätter und Früchte des Weißdorns eignen sich vor allem zur längerfristigen Vorbeugung vor Störungen des Herz-Kreislauf-Systems.

› Schon eine Tasse täglich kann helfen.

Mönchspfeffer (*Vitex agnus castus*)

Zu den am besten untersuchten Arzneidrogen bei PMS (Postmeno pause) zählt der Mönchspfeffer. Solange die Eierstocktätigkeit noch nicht eingestellt ist, hilft er auch bei Wechseljahrbeschwerden, vor allem mit Herz-Kreislauf-Störungen. Zudem wirkt er gegen Spannungsgefühle in der Brust. Verwendet werden seine Früchte.

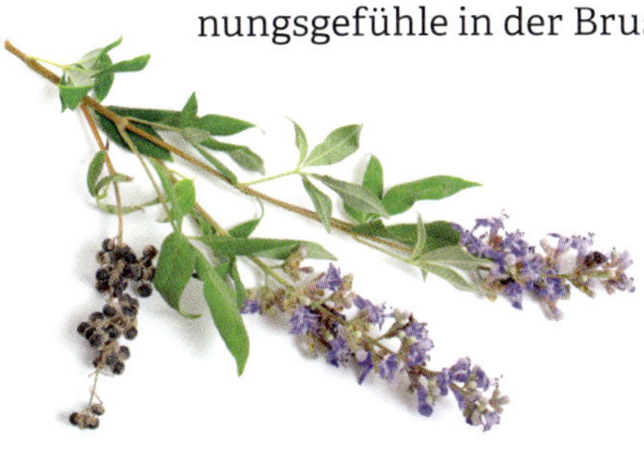

Mönchspfeffer

Waldmeister *(Galium odoratum syn.)*

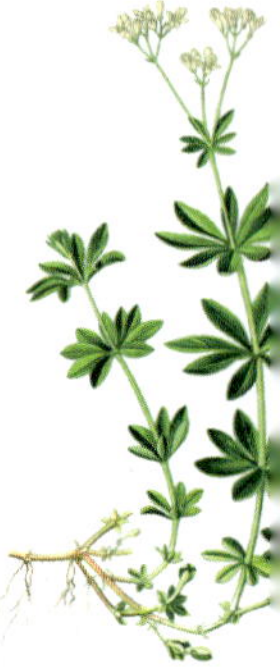

Ist ein sehr guter Schlaftee für ältere Menschen. Hilfreich bei leichter Herzschwäche, Herzklopfen, Harnbeschwerden und Unterleibsproblemen. Wenn man Waldmeister in Wein ansetzt, wirkt er stärker als im Tee.

› Das gepulverte Kraut mit Honig gemischt, teelöffelweise genommen, vertreibt Schwermut und Melancholie und macht ein frohes Herz.

Kopfschmerzen

Kopfschmerzen sind wohl ein Beschwerdebild, welches uns alle von Zeit zu Zeit nicht zur Ruhe kommen lässt. Beginnend mit einer Verspannung und einem leichten Pochen, kann es sich massiv steigern, bei wenigen von uns bis zu einer Migräne.

Das Wichtigste hierbei ist jedoch: **Reagiere so rasch wie möglich!** Unser Gehirn speichert den Schmerz und so weit wollen wir es erst gar nicht kommen lassen. Ein effektives Mittel zur Linderung von Kopfschmerzen ist der Tigerbalsam.

Tigerbalsam

- 20 g Bienenwachs
- 23 g Jojobaöl
- 10 g Pfefferminzöl
- 20 g Eukalyptusöl
- 10 g Nelkenöl
- 20 g Kampferöl

Bienenwachs und Öl im Wasserbad schmelzen, ätherische Öle unter stetigem Rühren in die Fettphase geben. Vom Herd nehmen und weiterrühren, bis der Balsam gut kühl ist. In kleine Döschen abfüllen und erst verschließen, wenn der Balsam ganz erkaltet ist.

› Bei Kopfweh auf die Schläfen und auch in das Genick streichen.
› Bei Schnupfen unter die Nase. Nicht in die Augen bringen.

Bitte verwendet nur 100 % naturreine ätherische Öle, da nur diese die Wirkstoffe enthalten, welche unser Körper verarbeiten kann.

Kopfschmerzsalbe nach Hildegard von Bingen

1 Teil Olivenöl und 3 Teile Ziegenfett auf ca. 50 °C erwärmen. Dem flüssigen Fett 3 Teile warmen Veilchensaft zufügen. Zu einer Salbe verrühren.

› Diese quer über die Stirn streichen.

Sanddornmarmelade

ist reich an Karotin, sehr gut bei Kopfschmerzen und Konzentrationsschwäche.

Melissen-Tinktur

1 Handvoll frische Melisse in 250 ml Korn ansetzen und ca. 10 Tage stehen lassen und filtern.

› Die schmerzenden Stellen damit einreiben oder tropfenweise auf Zucker einnehmen.
› Hilft bei Kopfschmerzen, nervösen Zuständen und Menstruationsbeschwerden.

Mutterkraut-Tinktur

1 Handvoll getrocknete Blüten mit Korn übergießen, sie sollen gut bedeckt sein. 6 Wochen an einen sonnigen Platz stellen und filtern.

› Tropfenweise verwenden, wenn sich eine Migräne ankündigt.

Weihrauch

100 % naturreines ätherisches Weihrauch-Öl durch Wasserdampf inhalieren.

› Etwas Öl mit Olivenöl auf der Hand mischen und an den Schläfen einmassieren.

Postmenopause-Tee

- Je 20 g Lavendel- und Rosenblüten, Melissen- und Himbeerblätter sowie Weißdornblüten und -blätter.

Kräuter vermischen, 1 Teelöffel der Mischung mit 250 ml kochendem Wasser übergießen und 10 Minuten zugedeckt ziehen lassen.

› Zur Entspannung und Harmonisierung bis zu 3 Tassen am Tag trinken.

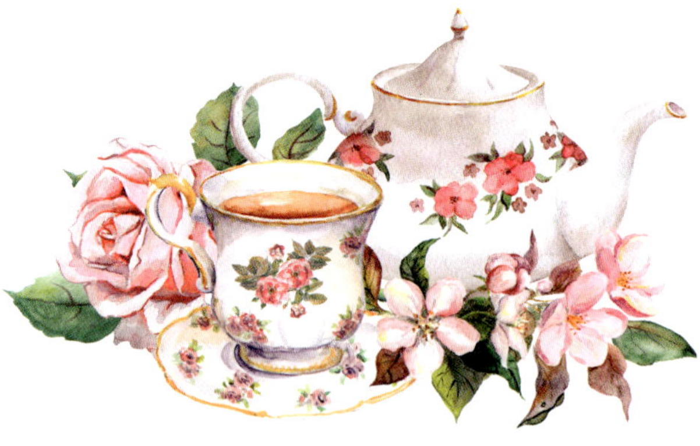

Achte auf deine Gedanken, denn sie werden zu Worten.
Achte auf deine Worte, denn sie werden zu Handlungen.
Achte auf deine Handlungen, denn sie werden zu Gewohnheiten.
Achte auf deine Gewohnheiten, denn sie werden dein Charakter.
Achte auf deinen Charakter, denn er wird dein Schicksal.

Als ich heute so alleine in meinem Garten saß (wir sind in Österreich noch immer in einer Phase, wo man soziale Kontakte meiden muss), da stupste mich Fünkchen.

Was dabei herauskam, könnt ihr nun lesen:

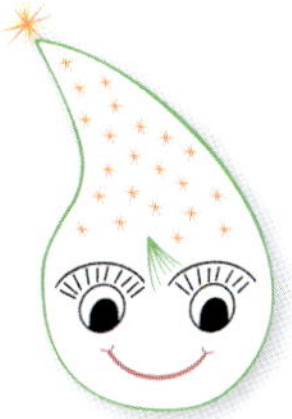

FREUDE
ÜBERRASCHUNG
NATUR
KREATIVITÄT
CHANCE
HOFFNUNG
ERHOLUNG
NACHDENKEN

Ihr fragt mich, was das bedeuten soll?

Ein kleiner Anstoß, wie man das sehen könnte:
Tu, was dir **Freude bereitet**, und lass dich **überraschen**, oftmals weckt die **Natur** deine **Kreativität**. Man bekommt sehr oft im Leben eine neue **Chance** und die **Hoffnung** ist allgegenwärtig. Körper und Geist benötigen von Zeit zu Zeit **Erholung**, nutze sie, um über dich selbst **nachzudenken**.

Natürlich kann sich jeder seinen eigenen Text zusammenstellen, das ist ja das Schöne daran. Jeder ist sein eigener Herr über seine Gedankenwelt und seine Fantasie.

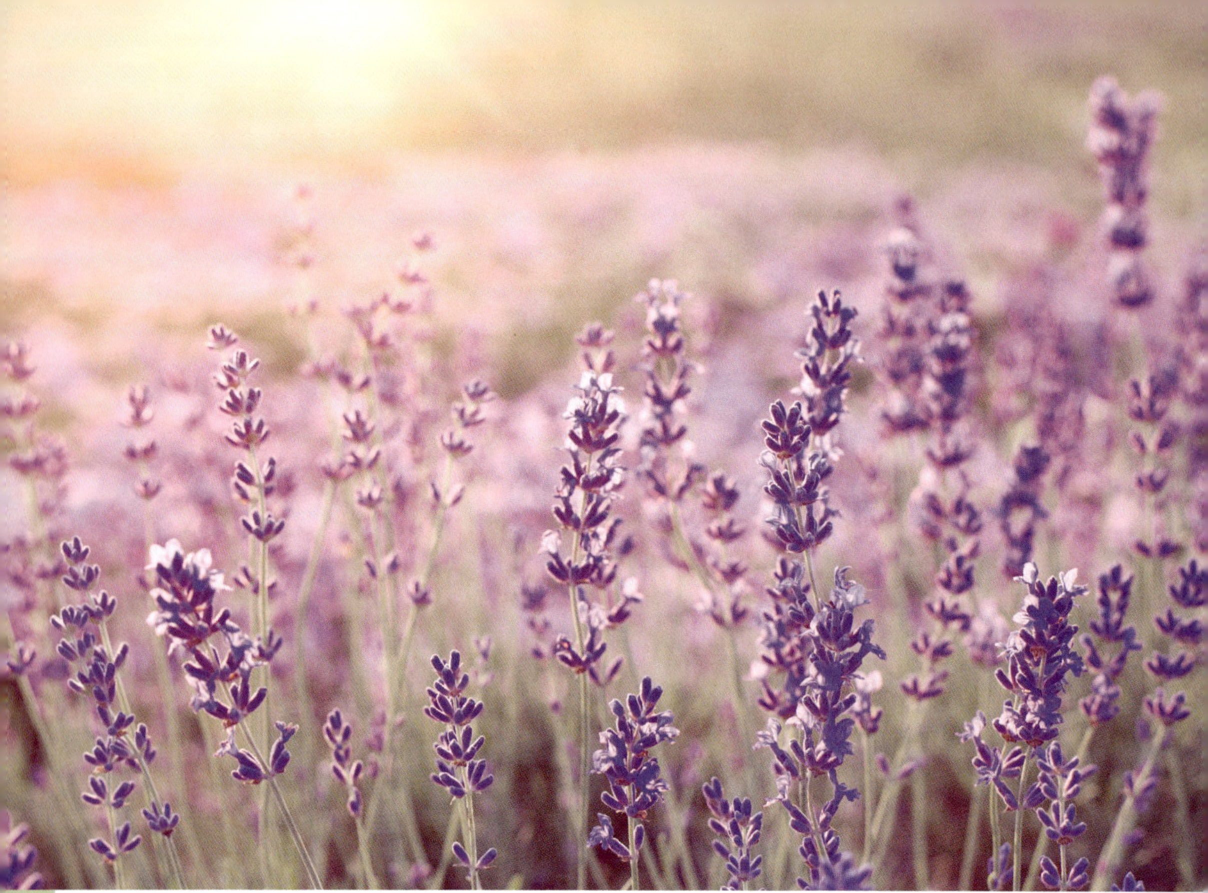

KRÄUTER UND IHR HEILSAMER DUFT

Schon unsere Ahnen wussten, dass man Kräuter nicht nur zum Kochen verwenden kann, sondern dass auch ihr Duft eine heilsame Wirkung auf uns Menschen hat.

Lavendel z. B. vermittelt ein Gefühl innerer Harmonie, wirkt klärend und beruhigt die Nerven. Menschen, die in Mut, Kraft und Lebenswillen geschwächt sind, hilft Lavendel den persönlichen Lebensweg anzunehmen.

Physiologie

Vom Standpunkt der Evolution aus entwickeln sich Tast- und Geruchsinn als erste Sinne. Der Geruchsinn ist der einzige, bei dem die Rezeptoren – Nervenenden – in direktem Kontakt mit der Außenwelt stehen. Riechen und Tasten haben demzufolge die primitivsten Sinnesorgane und sind daher am direktesten mit instinktiven Assoziationen (erwecken, auslösen, erzeugen) und archaischen (frühzeitlichen) Verhaltensmustern verbunden.

Ganz genau weiß man noch immer nicht, auf welche Weise die Nase Düfte wahrnimmt, was man aber weiß, ist, dass der Vorgang auf Höhe des Nasenrückens und auf einer Größe des Daumennagels stattfindet.

Auf dieser dünnen Schleimschicht, dem Geruchsepithel, befinden sich 20 Millionen winziger Härchen, die Enden von kleinen Geruchsnerven. Diese winzigen Härchen verwandeln die Düfte auf eine unbekannte Weise in eine nervale (durch die Funktion der Nerven bewirkte) Botschaft.

Der enorme Stellenwert, den der Organismus dem Geruchsinn einräumt, wird darin bestätigt, dass die Geruchsnervenzellen die einzigen Nervenzellen sind, die sich regenerieren.

Die Blut-Gehirn-Schranke sorgt dafür, dass keine Giftstoffe unser empfindliches Organ Gehirn erreichen. Die olfaktorische (alles was riechbar ist) Umgehungsstraße besteht im Schnüffeln von Klebstoff und Kokain. Die Duftstoffe gelangen nicht weiter als bis zur Nasenhöhle, wo sie jedoch einen spezifischen Nervenimpuls auslösen, der auf diesem Umweg ins Gehirn gelangt. Es zeigt sich, dass der Geruchsinn direkt mit dem Hirn in Verbindung steht.

Eine Computertomografie zeigt in anschaulicher Weise, dass auch die ganze Großhirnrinde stimuliert wird, sobald wir einen Duft aufnehmen. Aus diesem Grund wird die Aromatherapie z. B. auch bei psychisch Kranken angewandt.

Biologische Aufgabe des Geruchsinns

Dieser so wichtige Sinn hat auch die Aufgabe uns vor Gefahren zu warnen. Verdorbene Lebensmittel, Krankheit, der Geruch eines Feindes oder gefährlichen Tieres, brennendes Holz, Gas ...

In der chinesischen Medizin werden Düfte als Diagnostikum herangezogen. Die moderne Parfumfabrikation lebt zu einem guten Teil von diesen archaischen Verhaltensmustern.

Es gibt jedoch auch Anaphrodisiaka (senken sexuelles Verlangen) z. B. Mönchspfeffer, Weinraute, Süßholzwurzel, Majoranöl.

Der moderne Mensch verwendet Aromastoffe vielfach aus ästhetischen und genießerischen Aspekten. Lebensmittel, Weine, Parfüms, Raumaromen, Shampoos, Seifen etc. werden täglich zur Beeinflussung des Unterbewusstseins eingesetzt. Versuche haben gezeigt, dass durch Gerüche sogar unser Verhalten beeinflusst werden kann.

Ein leicht aromatisierter Raum wurde beispielsweise als heller, größer und frischer empfunden.

Im eigenen, privaten Bereich ist das ein tolles Werkzeug, das uns Mutter Natur zur Verfügung stellt.

Ich muss dabei nichts tun, sondern bin durch einen bestimmten Duft sofort dort, wo ich hinwill, nur durchs Riechen. Es passiert einfach!

Methoden, den Duft zu nutzen

- Einfach raus in die Natur und tief einatmen.
- Duftkräuter sammeln und sie sich in die Vase stellen.
- Duftkräuter trocknen und sie in Kissen füllen.
- Duftkräuter räuchern.
- Duftkräuter-Öl- oder Essigauszug herstellen.
- Duftkräuter für den Tee
- Duftkräuter zur Speisenzubereitung
- Duftkräuter für die Badewanne und den Kleiderschrank
- Duftkräuter in der Kosmetik und für Parfums

Duftkräuter destillieren, um das ätherische Öl und das Hydrolat zu gewinnen, ist nicht ganz so einfach. Wer es nicht selber macht, kann ganz einfach ein gutes naturreines ätherisches Öl oder ein Hydrolat im Fachhandel besorgen.

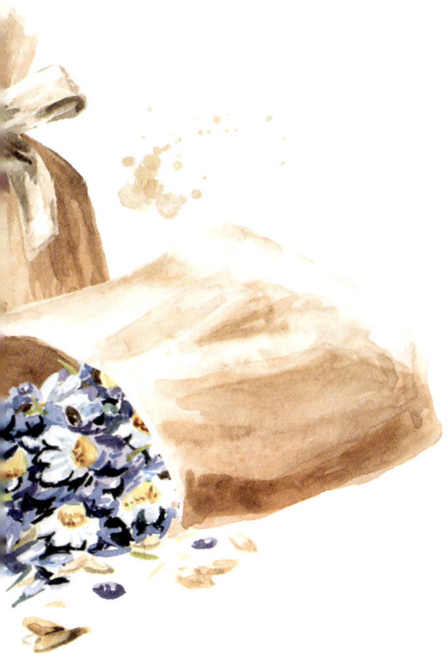

Verwendung der Heil- und Duftkräuter

Grundsätzlich sind alle Duftkräuter bzw. Heilkräuter nutzbar für die verschiedensten Anwendungsgebiete. Bevorzugt verwendet werden Kräuter mit einem hohen Anteil an ätherischen Ölen.

Die Wahl der Kräuter hängt in erster Linie vom Verwendungszweck ab.

Übersicht bekannter Arzneidrogen, die reich an ätherischen Ölen sind:

DROGE	VERWENDETER TEIL	WIRKUNG
Anis	Früchte/Samen	Erkältung/Bauch
Dill	Blätter/Früchte	beruhigend, nervenstärkend
Dinkelspelz	Korn	beruhigende, krampflösende Wirkung auf Muskeln und Nerven, Kopfschmerzen, Migräne, Schlafstörungen, Gelenkschmerzen, Nervosität
Fenchel	Früchte/Samen	Erkältung, Menstruationsbeschwerden, Bauch
Fichte	Nadeln	ein Gefühl der Entspannung und Verbundenheit, wirkt beruhigend und auch anregend
Holunder	Blüten	schmerzlindernd, entspannter Schlaf
Hopfen	Blüten	Schlafstörungen, hat eine sedierende Wirkung auf das Nervensystem

Kamille	Blüten	Erkältung, Bauch, Angstzustände, Ruhelosigkeit
Kümmel	Früchte/Samen	Erkältung, Bauch, Magen
Lavendel	Blüten/Blätter	Stress, Konzentration, Schlafstörung
Lorbeer	Blätter	Atemwege, Ohrenschmerzen, Rheuma, Nerven
Majoran	Blätter	Schlaflosigkeit, Verstimmungen, Muskelkrämpfe, Bauchkrämpfe
Mandarine	Schale	seelische Stabilität, Unruhe, Ängste, Schlaflosigkeit
Orange	Schale	Frieden, Glück, gegen Unruhe, Stimmungsschwankungen
Oregano	Blätter/Blüten	Bauchschmerzen, nervenstärkend, Ohrenschmerzen
Pfefferminze	Blätter	Kopfschmerzen, Migräne, Bauch, beruhigend
Rosmarin	Blätter	Stress, depressive Verstimmung
Rose	Blüten	Harmonie, Wohlbefinden, Selbstbewusstsein, inspirierend, sinnlich anregend
Salbei	Blätter	reinigend und klärend auf seelischer und körperlicher Ebene
Thymian	Blätter	stärkt Geist und Sinne, reinigend, aktivierend, belebend, anregend

Schafgarbe	Blüten	Magenkrämpfe, Menstruationsbeschwerden
Wacholder	Beeren	Muntermacher, anregend, stärkend, reinigend
Waldmeister	Blätter	Nervosität, Schlafstörungen, stimmungsaufhellend, gegen Schwermut und Melancholie
Zirbe	Holz/Späne	ruhiger Schlaf, mehr Lebensenergie
Zitrone	Schale	konzentrationsfördernd, erfrischend, aufmunternd, aktivierend
Zitronenmelisse	Blätter	Einschlafstörungen, Stress, Konzentrationsstörungen, nervöse Erschöpfung
Zitronenverbene	Blätter	beruhigend, angstlösend

Einige der genannten Pflanzen befinden sich vielleicht in deinem Garten. Kräuter sind **Sonnenpflanzen** und lieben die Wärme, Dünger ist nur bedingt notwendig und wenn dann verwende nur organischen Dünger.

Ich stärke meine Pflanzen mit **Brennnessel-Jauche**, bei Pilzbefall und zur Vorbeugung besprühe ich sie mit **Schachtelhalm-Jauche** (1:10 mit Wasser gemischt), zusätzlich bekommen meine Lieblinge alle 14 Tage Effektive Mikroorganismen 2 %ig.

Meinen Rasenschnitt gebe ich immer dünn auf die Beete zur natürlichen Düngung (Vorsicht, bei Minzen usw. nicht zu dick auftragen – Pilzgefahr).

Geerntet werden die Kräuter am späten **Vormittag**, wenn der Morgentau verdunstet ist. Auf keinen Fall in der Mittagshitze ernten. Sollte es möglich sein und das Wetter lässt es zu, so ernte nach dem **Mondkalender**. Blätter an Blatttagen, Blüten an Blütentagen, Wurzeln an Wurzeltagen.

Wurzeln werden immer nur im frühen Frühjahr oder im späten Herbst geerntet, wenn die Blätter verwelkt sind und sich die ganze Kraft in der Wurzel befindet.

Dabei kann es hilfreich sein, frühzeitig die Pflanze mit einem Stock oder Ähnlichem zu markieren. Haben sich die Blätter zurückgezogen, dann ist die Pflanze oft schwierig wiederzufinden.

Getrocknet werden die Kräuter auf einem staubfreien luftigen Dachboden oder in einem anderen Raum. Im Freien auf der Terrasse, im lichten, luftigen Schatten, ohne Sonneneinstrahlung.

Man legt sie locker auf einen Karton, Brett, Tuch oder Papier (keine Zeitung), sie dürfen nicht übereinander liegen, da es sonst zu Schimmelbildung kommen kann. Eine Möglichkeit ist noch, dass man kleine Büschel bindet und kopfüber aufhängt.

Es kann einige Tage dauern, bis sie gut durchgetrocknet sind.

Die **Lagerung** kann in Papiersäcken erfolgen, es soll kein Licht zu den Pflanzenteilen gelangen. Kräuter sind mindestens 1 Jahr haltbar.

Darüber hinaus kann man sie auch noch verwenden, sie verlieren aber kontinuierlich an Wirkung, je länger sie lagern.

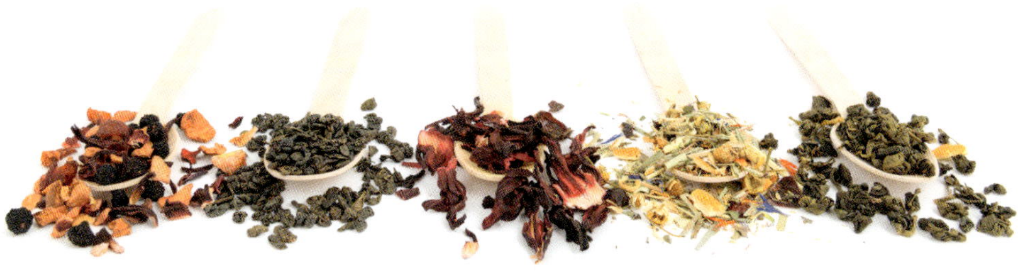

Aromatherapie ist auch DUFT

Die Aromatherapie stellt einen Zweig der Phytotherapie (Pflanzenheilkunde) dar. Nicht nur der menschliche Körper, sondern auch die psychische Ausgangslage wie auch die Raumhygiene können durch die Aromatherapie gebessert werden.

Aromatherapie kann daher auf verschiedene Weise ausgeübt werden:

- Massage, Einreibung, Packung, Wickel, Umschläge, Kompressen, Spülung, Gurgeln
- Inhalation, Rauchwerk, Räucherstäbchen, Verdunster, Lampen, Spray, Raumaroma
- Badezusatz, Kräuterkissen
- Innerlich als Tee, Speisezusatz, Gewürz etc.
- Psychotherapeutisch bei Stimmungsschwankungen, Depressionen

Aromen werden durch den Geruchssinn, Geschmackssinn, über die Haut, den Atem, aber auch auf feinstofflichem Wege aufgenommen.

Der Geruchsinn stellt den erinnerungsträchtigsten und abstraktesten aller Sinne dar. Düfte können Assoziationen und Erinnerungen wachrufen. Wohlgerüche/schlechte Gerüche! Das Geruchs-Langzeitgedächtnis erscheint hierbei eklatant ausgeprägt. Natürliche Heilverfahren regen die im Körper innewohnenden Heilkräfte an und harmonisieren die Lebensenergien.

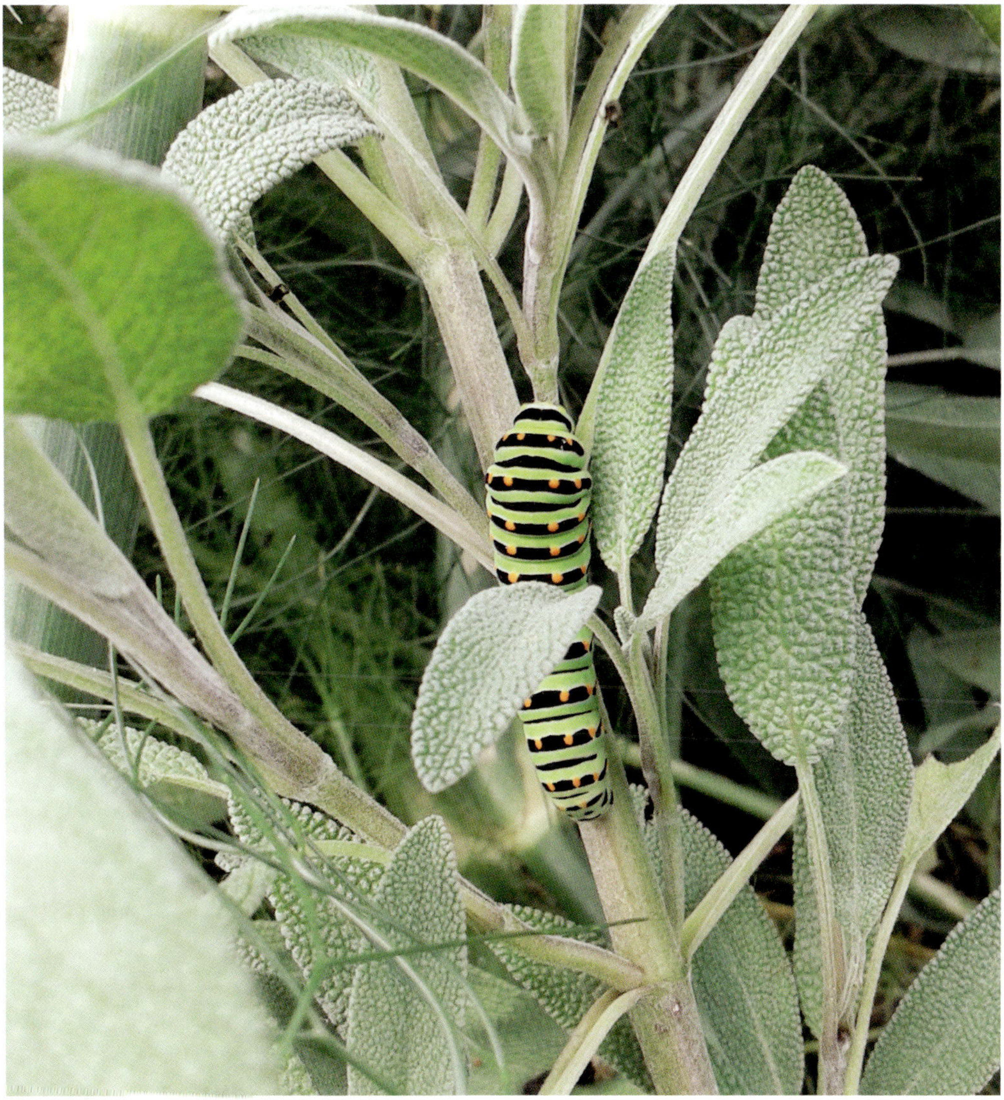

Wunder der Natur

Fünkchen, ich bin so dankbar, dass es mir gelungen ist, im eigenen Garten diese wunderschöne Raupe auf meinem Salbei zu fotografieren.

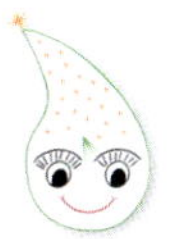

REZEPTUREN

Kräuter-Blütensalz

Wir verwenden auf 100 g Salz 10 g Blüten und Kraut. Mehr oder weniger ist immer möglich.

Gut getrocknete Kräuter im Mörser pulverisieren und mit dem Salz vermengen. Man kann die Blüten auch etwas größer lassen, dann ist es für das Auge hübsch anzusehen. Möglich ist es auch beim Mörsern das Salz dazuzugeben, es erhält dann eine schöne Farbe.

› Gut ist, was gefällt.

Ursalz (Steinsalz/Abbau aus dem Berg)

Gänseblümchen *Bellis berennis*	blutreinigend, schleimlösend, wassertreibend
Beifuß *Artemisia vulgaris*	verdauungsfördernd, appetitanregend
Gundelrebe *Glechoma hederacea*	heilend, magenwirksam, lungenwirksam, harnsäurelösend, steinlösend
Löwenzahnblätter *Taraxacum folio*	gallenflussfördernd, leberstärkend, stoffwechselanregend, antirheumatisch
Ringelblumenblüten *Calendula officinalis*	entzündungshemmend, schweißtreibend, wurmtreibend, krampflösend
Thymianblüten *Thymus vulgaris*	antiseptisch, harntreibend, schleimlösend, krampflösend
Kapuzinerkresse *Tropaeolum majus*	desinfizierend, entzündungshemmend, appetitanregend, hautdurchblutend
Oregano (Dost) *Origanum vulgane* (Blüte und Kraut)	blähungstreibend, krampflösend, entwässernd, antiseptisch, stoffwechselanregend

Kornblume *Centaurea cyanus*	harnsäuretreibend, schwach stopfend
Engelwurz *Angelica archangelica* (Blüten und Samen)	magenstärkend, blähungswidrig, blutreinigend, nervenanregend, auswurffördernd
Rose *Rosa canina* (Hagebutte)	harntreibend, schweißtreibend
Schafgarbe *Achillea millefolum*	entzündungshemmend, anregend, antiseptisch, krampflösend, harntreibend, blähungswidrig, verdauungsfördernd

Blüten-Zucker

Man kann die Blüten einzeln mit dem Zucker mörsern, dann erhält man einzelfarbigen Blütenzucker, diesen kann man auch schichtweise in Gläser füllen, oder man mischt sie gemeinsam für eine spezielle Duftkomposition.

Blüten und Knospen von Obstbäumen und Beerensträuchern können natürlich auch verwendet werden.

Rohrzucker/oder Birkenzucker (hält die Farbe der Blüten besser)

Giersch-Blüten *Aegopodium podagraria flore*	entgiftend, blutreinigend, harnsäuretreibend
Günsel *Ajuga reptans*	leberwirksam, schmerzstillend, entzündungshemmend
Holunder *Sambucus nigra*	blutreinigend, hustenlindernd, nieren- und blasenwirksam
Kornblume *Centaurea cyanus*	harnsäuretreibend, schwach stopfend

Lavendel *Lavandula angustilolia*	beruhigend, schlaffördernd, krampflösend, durchblutend, desinfizierend
Malve *Malva sylvestris*	reizmildernd, erweichend, wundheilend
Mohn-Blüten *Papaver flore*	schlaffördernd, schmerzstillend
Ringelblume *Calendula officinalis*	wundheilend, antiseptisch, entzündungshemmend, erweichend, blutreinigend, krampflösend, wurmtreibend
Rose *Rosa canina*	schwach abführend, harn- und schweißtreibend

Knospen (Gemmotherapie) nur in kleinen Mengen sammeln. Die Kraft, die in ihnen steckt, ist immens.

Die ganze Kraft des Baumes liegt im Frühling in den noch verschlossenen Knospen.

Sie enthalten: Mineralstoffe, Chlorophyll, Vitamine, Saponine und Schleimstoffe, Flavonoide, ätherische Öle und Harze.

Ausgezeichnet schmecken die Knospen der Schwarzen Johannisbeere. Dieser *Cassis*-Duft ist unverkennbar.

Ich gebe die gut getrockneten Knospen immer in mein Jahressalz, so kann ich ihre Kraft bis zum nächsten Frühling nutzen und genießen.

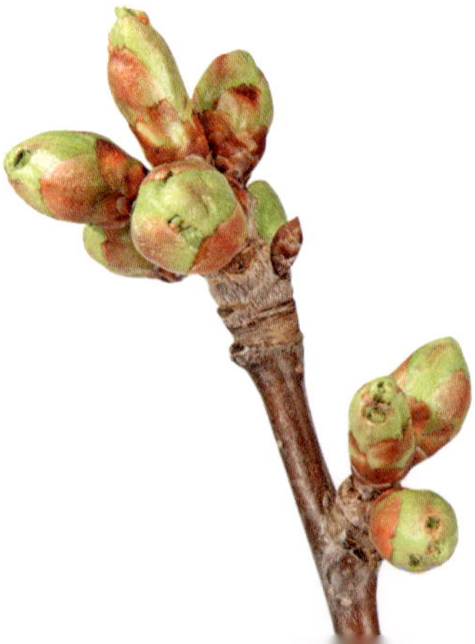

Tee aus Duftkräutern

Melissen-Rosen-Tee

Stimmungsaufhellend

Nervenstärkende, beruhigende Melisse und Rosenblüten, die die Laune heben und die Sinne anregen, ergeben einen herrlich belebenden Sommertee. Am besten gelingt der Tee mit der Rose Damascena oder der Essig-Rose (Rosa gallica).

- 20 g Melissenblätter
- 10 g Rosenblätter

Man kann sowohl getrocknete als auch frische Blüten und Blätter verwenden. 1 Esslöffel Melissen- und Rosenblütenblätter in eine Tasse geben und mit 250 ml kochendem Wasser übergießen, 5 Minuten ziehen lassen.

Kamille-Fenchel-Tee

Verdauungsfördernd

Der entspannend und entzündungshemmend wirkende Tee unterstützt die Nahrungsverwertung und reguliert die Darmtätigkeit sowie überhöhte Säurewerte.

- 10 g Kamillenblüten
- 10 g Fenchelsamen
- 10 g Mädesüß
- 10 g Eibischwurzel, fein gehackt
- 10 g Schafgarbe

Man nimmt 1 EL auf 250 ml Wasser. Kräuter mit kochendem Wasser übergießen und 5 Minuten ziehen lassen.

› Empfehlenswert sind 2–3 Tassen pro Tag.

Pfefferminz-Ringelblumen-Tee

Hilft bei Zyklusstörungen und wirkt entspannend

Dieser Tee hilft bei Monatsbeschwerden, fördert die innere Gelassenheit, mildert Spannungen und Schmerzen.

- 10 g Pfefferminzblätter
- 10 g Himbeerblätter
- 10 g Ringelblumenblüten
- 10 g Herzgespann
- 10 g Eisenkraut
- 10 g Rosenblätter

1 Esslöffel Kräuter mit 250 ml kochendem Wasser übergießen und 15 Minuten ziehen lassen.

› 2–3 Mal täglich eine Tasse zu sich nehmen, mit Honig oder Rosenblütensirup süßen.

Duftsäckchen für den Kleiderschrank oder das Auto

Sehr gut geeignet für Duftsäckchen sind Leinen-, Baumwolle- oder auch Organza-Säckchen.

Die Kräuter – erlaubt ist, was gefällt und was dem jeweiligen Benutzer am liebsten in die Nase kommt.

Manche lieben den Duft von Einzelkräutern, z. B. Lavendel, und sind damit vollauf zufrieden.

Ein lieber Bekannter von mir mag es mit Waldmeister gefüllt, da dieser Duft ihn fröhlich stimmt und für gute Laune sorgt.

Meine Freundin macht sich mehrere Kissen mit Zirbenspänen und beduftet die jeweiligen Kissen mit den verschiedensten ätherischen Ölen.

Kräuterkissen für JUNG und ALT

Die folgenden Kissen sind gut geeignet dafür sie etwas größer zu machen, ca. 15 x 15 cm und sie bei Bedarf mit ins Bett zu nehmen.

Kräuterduft übt einen tiefen Einfluss auf Körper und Seele aus. Er kann eine Ausschüttung verschiedener Neurochemikalien, zum Beispiel Endorphine, anregen.

HALTBARKEIT VON KRÄUTERKISSEN:

Wie auch bei Tee, Kräutersalz usw. wird bei den Kräuterkissen empfohlen, nach etwa einem Jahr die Füllung zu wechseln. Wurde ein Kissen über Gebühr in Anspruch genommen, dann ist es empfehlenswert die Füllung öfter zu wechseln, da die Kräuter bei intensivem Gebrauch ihre Wirkung schneller verlieren.

Kräuterkissen bei Schlafstörungen

Ein sogenanntes Schlafkissen wird von vielen Menschen verwendet, die gelegentlich oder häufig an Einschlaf- oder Durchschlafstörungen leiden. Zum Einsatz kommen hier vor allem Heilpflanzen, die einen direkten Einfluss auf unser zentrales Nervensystem haben. Für ein Kräuterkissen gegen Schlafprobleme können die folgenden Heilkräuter verwendet werden:

- 3 Teile Lavendelblüten
- 2 Teile Hopfenblüten
- 2 Teile Kamillenbluten
- 1 Teil Melissenblätter
- 1 Teil Johanniskrautblüten
- 1 Teil Waldmeisterkraut

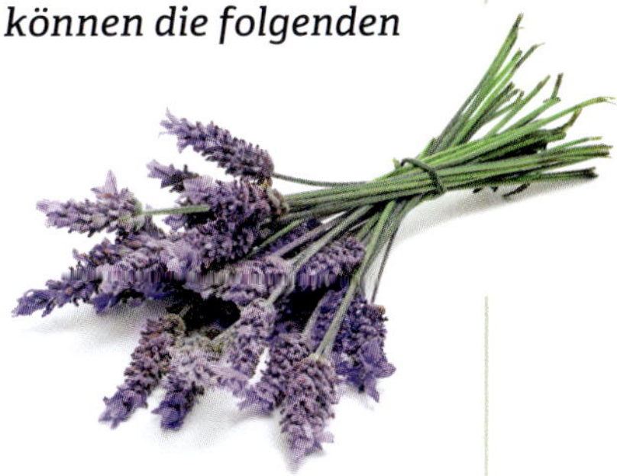

Hilfreich ist es das Kräuterkissen vor dem Zu-Bett-Gehen ein wenig zu drücken, die ätherischen Öle der Kräuter entfalten dadurch immer wieder aufs Neue ihren Duft.

Das schmerzstillende und krampflösende Kräuterkissen

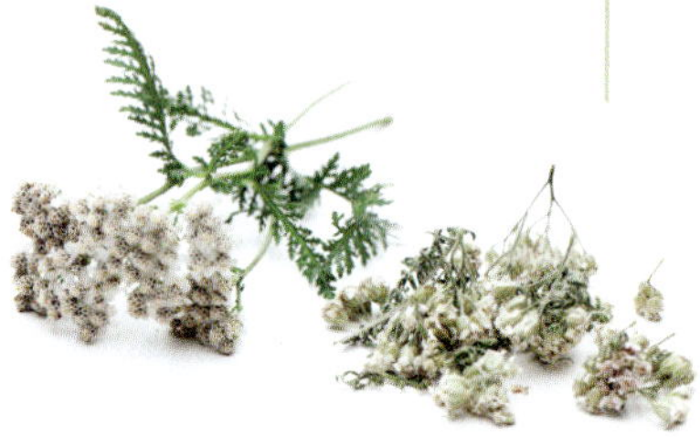

- 3 Teile Dinkelspelzen
- 3 Teile Kamille
- 2 Teile Schafgarbe
- 2 Teile Holunderblüten
- 2 Teile Pfefferminze

Bei Schmerzzuständen kann das Kissen auch über Wasserdampf erwärmt werden und wirkt dadurch noch intensiver. Dazu etwas Wasser in einen Topf geben, erhitzen und das Kräuterkissen in einem Sieb über den Dampf hängen.

Nach der Anwendung das Kissen gut durchtrocknen. Dinkelspelzen sind als Füllmaterial besonders gut geeignet. Sie haben den Vorteil, dass die Luft innerhalb des Kissens gut zirkulieren kann. Vor allem, falls das Kissen einmal erwärmt werden soll, ist Dinkelspelz die erste Wahl. Er gibt nämlich die Wärme langsam und kontinuierlich ab.

Kräuterkissen gegen Erkältung

Für einen ruhigen, erholsamen Schlaf und damit sie wieder leichter durchatmen können.

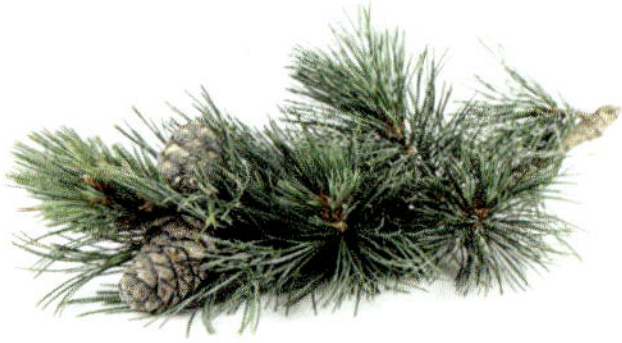

- 3 Teile Zirbenspäne
- 3 Teile Thymian
- 2 Teile Rosmarin
- 2 Teile Pfefferminze
- 2 Teile Salbei
- 1 Teil Kamille

Gegebenenfalls ein paar Tropfen ätherische Öle – Cajeput oder Eukalyptus – dazugeben.

Kräuterkissen für Kinder

Kleinkinder erleben und verarbeiten sehr viel. Dies kann sich bei einigen Kindern durch einen unruhigen Schlaf, Aufgebrachtheit oder durch sehr aktive Träume (bis hin zu Albträumen) bemerkbar machen.

Um diesen Kindern eine schonende Beruhigung zu verschaffen, können kleine Kräuterkissen nachts ins Bett gelegt werden. Die Öle der enthaltenen Kräuter helfen Kindern dabei einen erholsamen und ruhigen Schlaf zu finden.

Folgende Kräuter haben sich hierfür bewährt:

- 5 Teile Dillsamen
- 2 Teile Kamillenblüten
- 2 Teile Melissenblätter
- 2 Teil Lavendelblüten

Kräuterkissen gegen Stress

Diese Kräuter entspannen schön und sorgen für eine wohlige Ruhe im Körper. Sie vertreiben Stressgefühle und Angst:

- 6 Teile Zitronenverbene
- 4 Teile Lavendelblüten
- 2 Teile Majoran
- 4 Gewürznelken, zerstoßen

Der Körper ist die Übersetzung
der Seele ins Sichtbare.

Christian Morgenstern

Duftkräuter für das Bad

Entspannendes Pflegebad

entspannt und lockert müde Muskeln

Himbeerblätter haben wegen der in ihnen enthaltenen Gerbstoffe eine mild zusammenziehende Wirkung. Sie verbinden sich mit der hautberuhigenden Rose und dem entspannenden Lavendel zu einem Badezusatz, der Körper und Seele guttut.

- 2 EL Himbeerblätter
- 2 EL Rosenblütenblätter
- 2 EL Lavendelblüten

Alle Zutaten in den Mörser geben und zu grobem Pulver zerstoßen. Die Mischung in ein Leinensäckchen füllen und an den Wasserhahn binden, damit beim Einlassen das warme Wasser hindurchfließt. Zuletzt wird das Säckchen in die Badewanne gelegt. Wer das Hautgefühl noch verbessern möchte, kann zu den Kräutern im Säckchen auch noch etwas Meersalz oder Sheabutter hinzufügen.

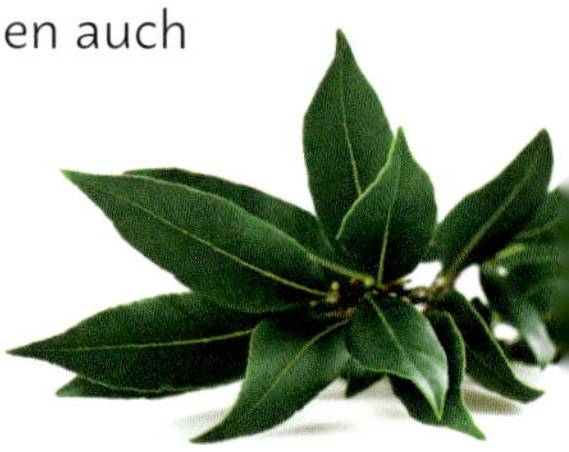

Zitronengras-Rosmarin-Badetee

Zitronengras, Lorbeer und Rosmarin sind wegen ihrer Aromen gefragte Küchenkräuter. Genauso bewähren sie sich bei der Körperpflege. Hier ergeben sie eine anregende und wärmende Bademischung, die müde Muskeln wieder munter macht und uns nach größerer Anstrengung oder nach dem Sport wieder regenerieren lässt.

- 2 TL Lorbeerblätter
- 2 TL Rosmarin
- 1 TL Zitronengras (oder 5 Tropfen ätherisches Öl)

Aus den Kräutern mit 500 ml Wasser einen Tee bereiten, zugedeckt 10 Minuten ziehen lassen, abseihen und ins Badewasser geben.

Rosen-Ringelblumen-Badetee

Der sanft pflegende und erfrischende Badetee ist ein herrliches Tonikum für trockene, empfindliche Haut. Die kühlende und ausgleichende Wirkung der Rose geht mit den Vitaminen der Hagebutte eine Symbiose ein. Apfelessig macht die Haut weich und die Ringelblume beruhigt.

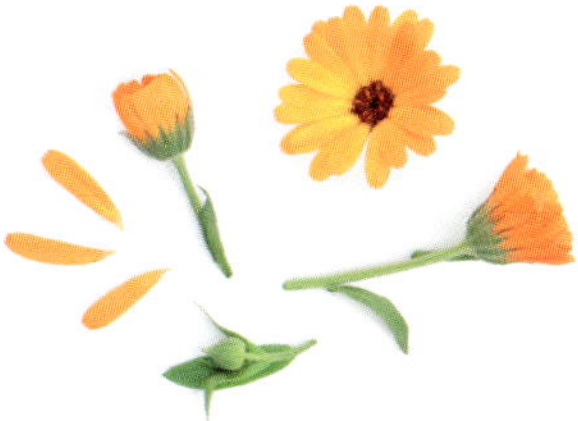

- 2 TL Rosenblütenblätter
- 1 TL Hagebutten
- 1 TL Ringelblumenblätter
- 1 TL Salz
- 1 TL Apfelessig

Aus den Kräutern und 500 ml Wasser einen Tee bereiten, 10 Minuten zugedeckt ziehen lassen, abseihen und die übrigen Zutaten hinzufügen. Sogleich ins frisch eingelassene Badewasser geben.

Ingwer-Wacholder-Fußbad

Diese Mischung kurbelt die Durchblutung an und bekämpft zuverlässig kalte Füße.

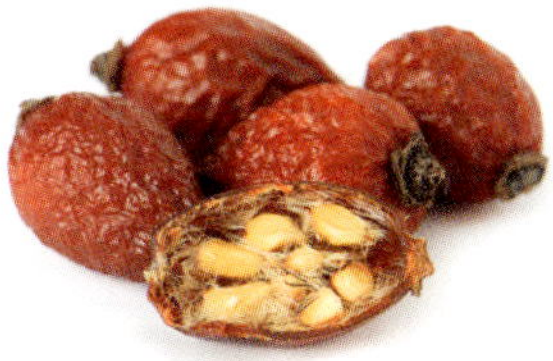

- 1 EL Hagebutten, getrocknet
- 2 EL Hibiskusblüten, getrocknet
- 1 TL Gewürznelken
- 1 TL Wacholderbeeren, angedrückt
- 3 Lorbeerblätter, angedrückt
- 1 EL Orangenschale, frisch oder getrocknet
- 1 EL Ingwer, gerieben

Alle Zutaten in ein Baumwollsäckchen füllen. In eine große Schüssel mit kochendem Wasser geben. Nach 10 Minuten so viel kaltes Wasser dazugießen, dass die Temperatur zwar noch sehr warm, aber gut zu ertragen ist. Das Fußbad genießen, solange es als angenehm empfunden wird.

Macht es Sinn mit Kräutern zu arbeiten?

Ja, auf jeden Fall!!!

Kräuter zu ziehen ist sehr einfach, da die meisten Kräuter anspruchslos sind. Auch auf kleinsten Flächen oder sogar am Balkon kann ich mir mein Kräuterbeet gestalten. Wildkräuter z. B. sind für jeden da, ich brauche nur ein wenig Zeit dafür. Doch diese Zeit ist nicht vergeudet, ich verbringe sie in der Natur, kann runterkommen und tue meinem Körper und Geist Gutes.

Kalzium, Magnesium, Vitamine, Bitterstoffe und vieles andere ist in den wunderbaren Kräutern enthalten und sie zeigen antiseptische, antivirale, entzündungshemmende usw. Wirkungen.

Ich kenne nichts, was uns so viel gibt und nur so wenig braucht. Kaum Platz, geringe Aufmerksamkeit, wenig Pflege.

Danke, Mutter Natur!

Lasst uns diese Schätze nutzen, lasst uns dankbar sein, dass sie uns zur Verfügung stehen, lasst sie uns mit Achtsamkeit ernten, verarbeiten und für unsere Gesundheit verwenden.

Betrachtet nur mal das Gänseblümchen genauer, dieses liebliche Pflänzchen enthält mehr Eisen, Magnesium, Kalium und Kalzium wie z. B. Kopfsalat, Blumenkohl, Rotkohl oder Mangold.

Blumenkohl

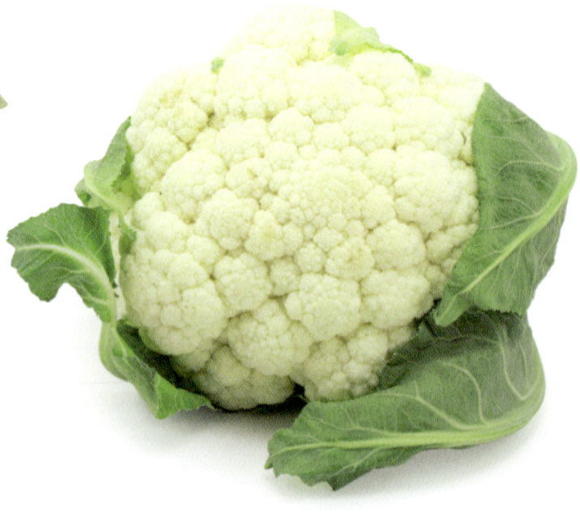

Kräuterzuckerl selbst gemacht

In der heutigen Zeit hat der Handel uns fest im Griff. Wir lassen uns von Werbeeinschaltungen beschallen und registrieren oft gar nicht, wie sehr gut platzierte Werbung unser Kaufverhalten beeinflusst. Das Kleingedruckte auf Verpackungen wird meistens nicht gelesen. Ich für meinen Fall müsste ja schon mit einer Lupe einkaufen gehen, um die Zutatenliste zu entziffern.

Zum Glück merke ich von Jahr zu Jahr, wie das Interesse an selbst gemachten Produkten steigt, und immer mehr Menschen sich die Zeit nehmen aus wenigen Zutaten etwas ganz Besonderes zu zaubern.

Wenn man dann auch noch behaupten kann:

- ohne künstliche Geschmacksverstärker
- ohne Konservierungsstoffe
- ohne künstliche Farbstoffe
- ohne gehärtete Fette (Palmfett) und wenn dann BIO und kbA
- ohne Mikroplastikteilchen und Weichmacher
- ohne Pharmakonzerne im Hintergrund

Unsere Kräuter-Zuckerl kann man für so vielfältige Beschwerdebilder herstellen, dass man sich sehr oft den Gang in die Apotheke erspart und die Naturheilkunde uns beim Gesundwerden großartig unterstützt.

Im Idealfall, mit Kräutern aus dem eigenen Garten, aber auf jeden Fall: **Mit ganz viel Liebe gemacht!**

Mutter Erde hält für uns so viel bereit und es ist schön, dass immer mehr Menschen sich darauf besinnen und ein Umdenken stattfindet.

Selbst gemacht ist noch immer das Wertvollste, was man sich selbst und seinen Lieben schenken kann!

KRÄUTER, DIE SICH GUT FÜR DIE ZUBEREITUNG VON KRÄUTERZUCKERL EIGNEN:

Bei den Zuckerl wird auch auf Kräuter eingegangen, welche im ersten Kapitel schon erwähnt wurden. Bei den Zuckerl kommt aber oft nicht nur das Kraut, sondern auch das ätherische Öl zum Einsatz, welches nicht für jedermann geeignet ist und in der Konzentration einer Erklärung bedarf.

Thymian (*Thymus vulgaris*)

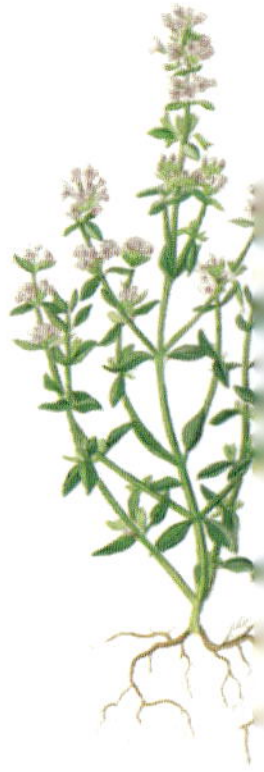

Thymian ist sehr gut bei krampfhaftem, trockenem Husten, bei Erkrankungen der oberen Atemwege im Allgemeinen, bei chronischer Bronchitis. Er wirkt antibakteriell, antimikrobiell, schleim- und krampflösend.

Verwendet man ätherisches Thymianöl, ist Vorsicht geboten. Nie höher als 0,5 % dosieren. Bei Schwangeren (wegen der uterustonisierenden Wirkung) und Kleinkindern würde ich das ätherische Öl gar nicht verwenden, sondern nur einen starken Teeauszug oder das milde Thymian-Linalool-Öl (Zitronenthymian) für die Zubereitung der Zuckerl nehmen.

Pfefferminze (*Mentha piperita*)

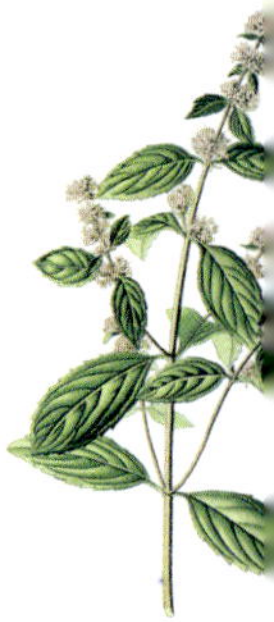

Pfefferminze findet Verwendung bei Husten, Erkältung, Migräne, Magen-Darm-Krämpfen, Gastritis, Übelkeit und Erbrechen sowie Kopfschmerzen.

Sie wirkt antiseptisch, antibakteriell, pilzwidrig, entkrampfend, blähungswidrig, appetitanregend, durchblutungsfördernd, zellerneuernd und schmerzlindernd.

Für Schwangere und Kinder unter 3 Jahren soll man für die Zubereitung einen starken Teeauszug nehmen und nicht das ätherische Öl benutzen.

Salbei (*Salvia officinalis*)

Die enthaltenen Gerb- und Bitterstoffe fördern die Verdauung, lindern Blähungen und Magen-Darm-Krämpfe. Salbei findet zudem Verwendung bei Erkältungskrankheiten, Rachenentzündungen, Zahnfleischentzündungen, Bronchitis, bei übermäßigem Schwitzen. Auch bei unreiner, fettiger und pickeliger Haut wird er genutzt, da Salbei die Regulation der übermäßigen Talgproduktion fördert, die Haut klärt und Bakterien bekämpft.

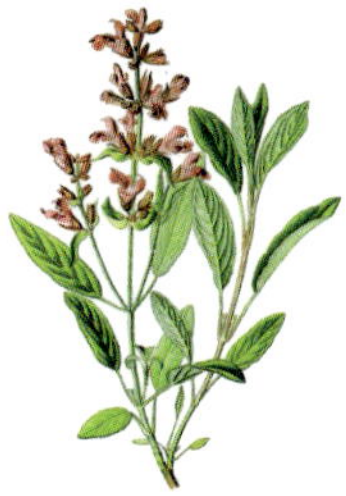

Salbei wirkt entzündungshemmend, antimikrobiell, keimtötend, pilzwidrig und krampflösend. In physiologischer Dosierung sind keine Nebenwirkungen bekannt. Vorsicht bei Überempfindlichkeit gegenüber Thujon.

Kapuzinerkresse (*Tropaeolum majus*)

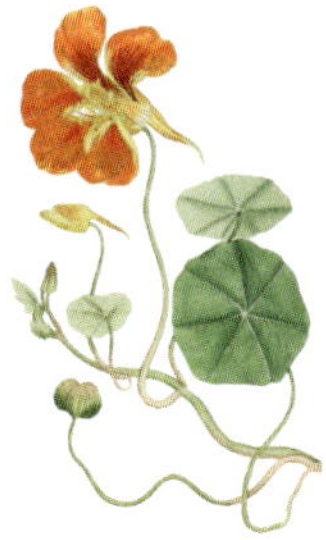

Der Grund für die Schärfe sind Senfölglykoside, die gesundheitsfördernde Eigenschaften haben. Kapuzinerkresse wirkt bei Entzündungen der oberen Atemwege, Bronchitis, Nebenhöhlenentzündungen und sehr gut auch bei Harnwegsinfekten.

Mandarine (rote Mandarine) (*Citrus reticulata blanco*)

Mandarine wird auch oft das Kinderöl genannt, denn es ist das Lieblingsöl von kleinen Kindern. Mandarine findet ihren Einsatz bei Erkältungskrankheiten, Blasenentzündung, Schlafstörungen bei Kindern, Ängsten, rheumatischen Beschwerden.

Es wirkt antiseptisch, entkrampfend, belebend, immunstimulierend, durchblutungs- und lymphabflussfördernd.

Cajeput (*Melaleuca cajeputi*)

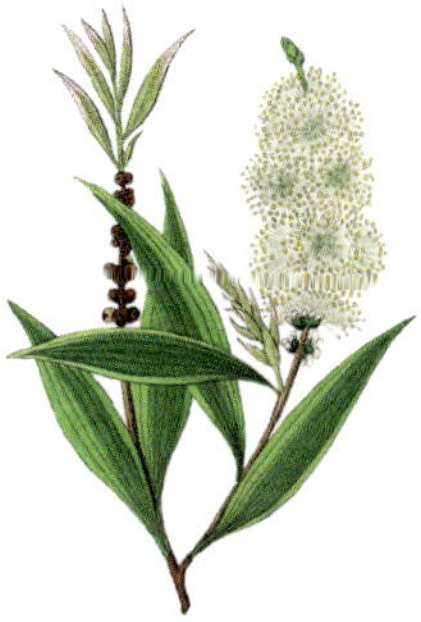

Besonders bewährt hat es sich bei Erkältungskrankheiten von Kindern, denn es ist sehr gut verträglich.

Cajeput wirkt antiseptisch (desinfizierend), antibakteriell, stark antiviral, hustenreizmildernd, schleimlösend, auswurffördernd, durchblutungsfördernd auf die Atemwege, stark abwehrsteigernd, fiebersenkend, schmerzlindernd auf Nerven und Muskulatur.

Bei Überdosierung kommt es zu einem Umkehreffekt, dann kann es anstatt beruhigend zu sein, unruhig und nervös machen.

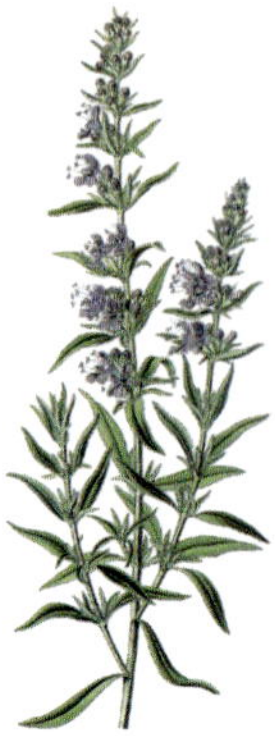

Ysop (*Hyssopus officinalis*)

Ysop wirkt sehr gut bei Erkältungskrankheiten, akuter und chronischer Bronchitis, Asthma, Konzentrationsschwäche und Erschöpfung.

Ysop ist stark antiviral, antibakteriell, antimykotisch, entzündungshemmend, schleimlösend, auswurffördernd, kreislaufanregend.

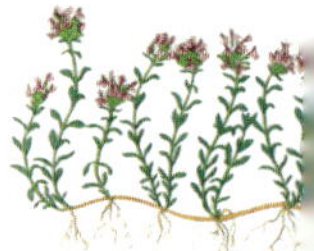

Wildkraut Quendel (*Thymus pulegioides*) (wilder Thymian)

Bei Husten, Bronchitis, Keuchhusten, Katarrhen der oberen Atemwege und wo festsitzender Schleim gelöst werden soll.

Quendel wirkt auswurffördernd, antiseptisch, schweiß- und harntreibend.

Wildkraut Engelwurz (*Angelica archangelica*)

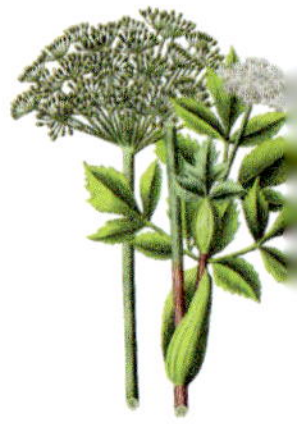

Engelwurz ist überall da angebracht, wo man sich anstecken kann, sie hält in Grippe- und Erkältungszeiten gesund. Zudem ist sie ein gutes Mittel bei Magen-, Darm- und Gallebeschwerden. Tee oder Tinktur sind auch bei Brust- und Bronchialleiden heilsam, das Lungengewebe wird gestärkt, Kinder profitieren von der Heilkraft der Pflanze besonders.

Eigenschaften: auswurffördernd, nervenanregend, blutreinigend, blähungswidrig, schweißtreibend, harntreibend, menstruationsfördernd, magenstärkend

Die Inhaltsstoffe können nach einigen Tagen zu größerer Lichtempfindlichkeit führen, in dieser Zeit keine ausgedehnten Sonnenbäder nehmen.

Honig

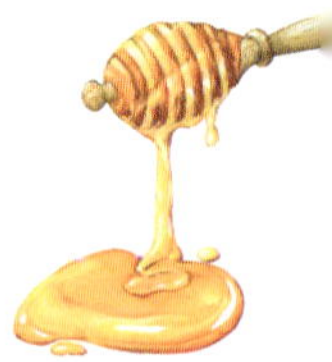

Honig ist mehr als ein gesunder Brotaufstrich. Seine Inhaltsstoffe sind Kalium, Kalzium, Magnesium, verschiedene Spurenelemente, Vitamin B1, B2 und C, Aminosäuren, antibakterielle und entzündungshemmende Stoffe sowie Frucht- und Traubenzucker. Honig fördert die Gesundheit!

Gummi arabicum (auch Gummiarabikum, Arabisches Gummi) wird das Gummi aus dem Exsudat von verschiedenen, in Afrika verbreiteten Akazien-Bäumen wie dem Gummiarabikumbaum sowie der Arabischen Gummi-Akazie bezeichnet.

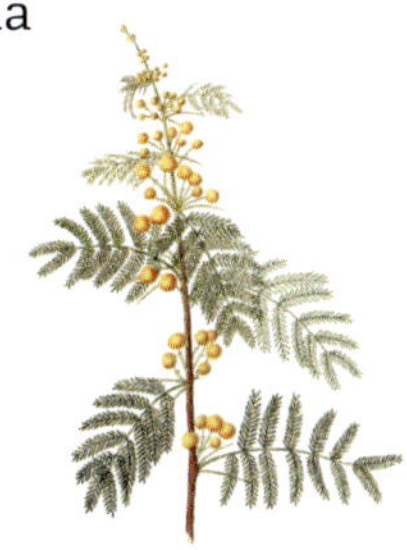

Gummi arabicum ist ein natürliches Gemisch von Polysacchariden (Mehrfachzuckern), deren Hauptkomponente auch Arabinsäure genannt wird.

Als Lebensmittelzusatzstoff wird Gummi arabicum Lebensmitteln als Verdickungsmittel, Emulgator und Stabilisator zugesetzt. Hierbei ist vor allem die Anwendung in Getränke-Emulsionen sowie im Süßwarenbereich und in der Medikamentenherstellung (Gummi-Artikel und Überzug von Dragées) hervorzuheben. So würde sich zum Beispiel in Coca-Cola ohne Gummi arabicum der schwarze Farbstoff an der Flaschenwand absetzen.

Physiologische Dosierung bei ätherischen Ölen:

Von *physiologischer Dosierung* spricht man in der Regel bei einer 1 %igen Mischung mit mehreren verschiedenen ätherischen Ölen, die unproblematisch sind.

1 %ige Mischung: insgesamt 20 Tropfen verschiedener ätherischer Öle auf 100 ml fettes Trägeröl oder wie in unserem Fall auf 100 g Teig.

Engelwurz

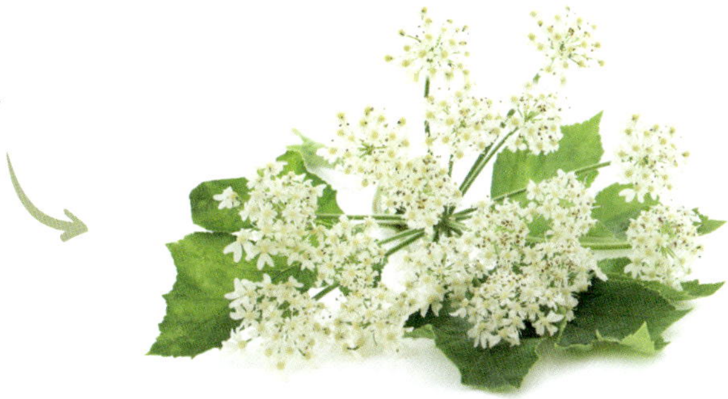

REZEPTUREN

Kurkumakugeln

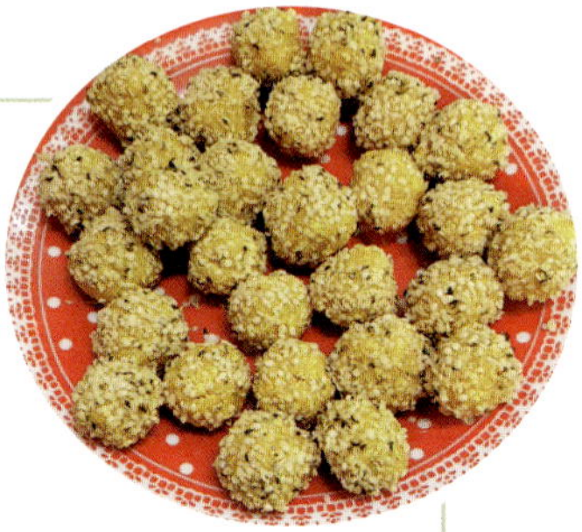

Immunsystem stärkend, Erkältung vorbeugend

- 90 g Mandelmehl (oder Reismehl)
- 90 g Kokosraspeln
- 60 g Kokosfett
- 60 g Honig
- 1 EL gemahlene Kurkuma
- ¼ TL gemahlener Pfeffer
- Zum Wälzen geschälte Hanfsamen

Zubereitung:

Alle Zutaten rasch zu einem geschmeidigen Teig verarbeiten (Handschuhe tragen, Kurkuma färbt stark).

In Folie gewickelt 30 Minuten kühl stellen.

Aus der Masse mit den Händen Kugeln formen und in den Hanfsamen wälzen.

Haltbarkeit:

› Bei kühler Lagerung sind sie mindestens eine Woche haltbar. Man kann die Kugeln auch einfrieren und bei Bedarf zu sich nehmen.

Wirkung Kurkuma:

antibakteriell, entzündungshemmend, gallewirksam, leberschonend, stoffwechselanregend, krebshemmend

In Indien gilt Kurkuma als Senker der Blutfettwerte und als ausgesprochenes Leber-Schutzkraut. Dort wird die Wurzel auch als Antibiotikum eingesetzt, höchste Tagesdosis 3 g pro Tag, Kinder entsprechend weniger. Die Curcumin-Wirkstoffe können dazu beitragen, die Gedächtnisleistung zu verbessern und man sagt ihnen nach vor Alzheimer zu schützen.

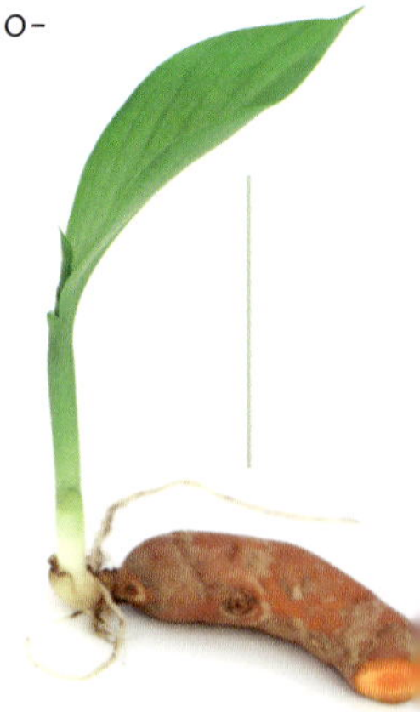

Kräuterpastillen

- 100 g Staubzucker (oder fein gemahlener Rohrzucker)
- 7 g Gummi arabicum (natürlicher Stabilisator)
- 2 EL frische oder 1 EL getrocknete Kräuter
- 5 ml Hydrolat, Frischpresssaft, Tinktur ...
- Staubzucker oder Maizena zum Wälzen und für die Aufbewahrung, damit die Zuckerl nicht aneinanderkleben bleiben.

Zubereitung:

Zucker mit dem Gummi arabicum und ggf. mit Lebensmittelfarbe mischen.

Z. B. Salbei grob zerkleinern und mit 200 ml kochendem Wasser übergießen. Den Sud zugedeckt abkühlen lassen. 5 ml des Tees (filtern) und das Hydrolat zur Zuckermischung zugeben. Alternativ oder zusätzlich je 10 Tropfen ätherisches Salbeiöl und Thymianöl, die Kräuterpastillen werden dadurch noch intensiver und wirkungsvoller.

Die Masse gut durchkneten, zu einer ca. 1 cm dicken Rolle formen, 0,5 cm breite Stücke abschneiden, kleine Kugeln formen und in Staubzucker oder Maizena wälzen. Flott arbeiten, da der Zucker rasch trocknet und sich die Masse dann schlecht formen lässt, man kann einen Teil auch in Frischhaltefolie wickeln und immer ein Stück zur Verarbeitung herausnehmen. Man lässt die Zuckerl noch 2–3 Tage z. B. auf einem Kuchenblech trocknen, bevor man sie in Gläser oder Dosen aufbewahrt.

Anwendung:

› Bei Bedarf über den Tag verteilt 5–6 Pastillen lutschen. Sie wirken (Salbei) entzündungshemmend, zusammenziehend, antibakteriell, sind angenehm schmerzlindernd und der Salbei schmiegt sich wie ein Balsam an unserem Hals fest.

Haltbarkeit:

› Gut getrocknet halten diese Zuckerl bis zu 6 Monate, sie schmecken aber so gut, dass es bei mir nicht zur Vorratshaltung kommt.

Hustenpastillen

- 2 g getrocknete Hanfblätter
- 2 g getrockneter Thymian
- 2 g getrockneter Salbei
- 18 g Ingwerpulver
- Honig für einen satten Teig

Zubereitung:
Hanf, Thymian und Salbei im Mörser pulverisieren und mit dem Ingwer vermischen. So viel Honig einarbeiten, dass eine feste Masse entsteht. Die Masse zu kleinen Pastillen formen. Diese Hustenpillen sind dunkel und kühl gelagert ca. 4 Wochen haltbar.

Anwendung:
Löst den Schleim, wirkt entzündungshemmend und schmerzlindernd. Bei Bedarf mehrmals am Tag eine Pastille lutschen.

Wirkung Hanf (*Cannabis sativa*):
beruhigend, schmerzhemmend, antibiotisch, blutdrucksenkend, stimulierend, bronchienerweiternd, muskelentspannend, augeninnendrucksenkend, brechreizhemmend

Lindert Kopfschmerzen und Migräne, beeinflusst chronische Schmerzen, lässt Krämpfe verschwinden, auch Muskelkrämpfe, und hilft gegen seelische Verstimmungen.

Hanfsamen

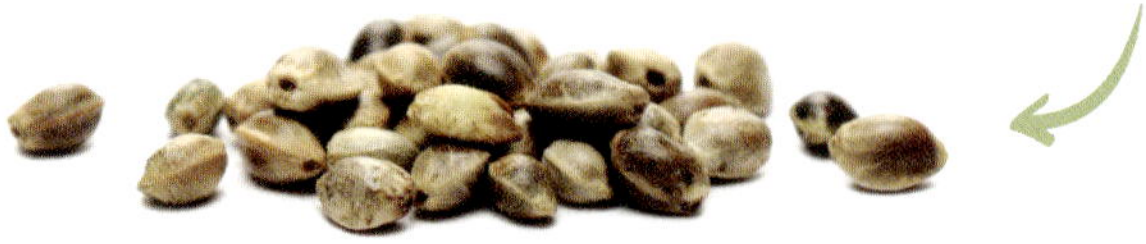

SAUERHONIG (OXYMEL)
Medizin aus Honig, Essig und auserlesenen Heilkräutern

Sauerhonig, die Naturmedizin

Oxymel stärkt unser Immunsystem und unsere Abwehrkräfte. Das Gute daran, jeder kann sein Oxymel leicht selber machen. Oxymel ist ein Sirup aus Honig und Essig, versetzt mit den verschiedensten Kräutern und Pflanzen.

Der Name Oxymel leitet sich aus den griechischen Begriffen *sauer* ***(****oxy****) und*** *Honig* ***(****meli****) ab und bedeutet Sauerhonig oder saurer Sirup.***

Dieses Apitherapeutikum wirkt antibakteriell, antiseptisch, immunstärkend, ausleitend, regenerierend usw.

Es gibt viele verschiedene Arten von Sauerhonig, hier stelle ich euch ein ganz einfaches, aber nicht weniger wirkungsvolles vor.

Hippokrates, Hildegard von Bingen und Avicenna priesen ihn schon als Heil-Elixier für Gesundheit und Glückseligkeit.

Seit 2500 Jahren in der Weltmedizin als eigene Arzneiform verankert, ist Sauerhonig eines der wichtigsten und interessantesten historischen Apitherapeutika (Anwendung von Bienenprodukten).

Es gab im Laufe der vergangenen Jahrhunderte unzählige Arten Sauerhonig herzustellen. Viele Rezepte gingen verloren, aber genauso viele wurden der Nachkommenschaft weitergegeben. In der Naturheilkunde hatte Sauerhonig schon immer einen sehr hohen Stellenwert.

Einfaches Rezept

Zubereitung:

300 g Waldhonig mit 100 g Bio-Apfelessig und 1 Prise Natursalz mischen. Möchte jemand zusätzlich Kräuter und Pflanzen verwenden, kein Problem. Auf diese Menge insgesamt 40 g Kräuter dazugeben, z. B. Thymian, Salbei, Spitzwegerich, Echinacea, Löwenzahn, Ingwer, Bio-Zitrone ... Diese Kräuter kann man für eine Woche im Sauerhonig lassen und dann filtrieren.

Wenn man es sofort benutzen möchte, kann man die Kräuter im Essig auf kleiner Flamme ca. 1 Stunde ausziehen, abseihen und den Honig zuführen.

Anwendung:

- 2–3 Esslöffel täglich über 3 Wochen ist optimal. Ihr könnt es pur oder mit Wasser verdünnt verwenden oder auch in den Tee geben.
- Für die Sportler unter euch – Sauerhonig ist ein tolles isotonisches Getränk, Natur pur. Einfach ein Stamperl in eure Trinkflasche, Wasser dazu, schütteln, fertig.

Wie der Name von Naturheilkunde schon sagt: **Die Natur vermag zu heilen, das wussten die kundigen Heiler von damals sehr genau.**

Die Süße des Honigs und die Säure des Apfelessigs im Zusammenspiel mit den Kräutern, Beeren, Früchten und Wurzeln vermögen so manches Krankheitsbild zu lindern oder sogar zu heilen.

Was mir am Sauerhonig besonders gut gefällt, ist, dass auch Kinder, alte Menschen und solche, welche keinen Alkohol zu sich nehmen dürfen, mit ihm eine hervorragende Naturmedizin in den Händen halten.

Dem Sauerhonig wurden schon in der frühen Geschichte entzündungshemmende, auswurffördernde, fiebersenkende, immunstärkende, wundheilende und stoffwechselregulierende Eigenschaften attestiert.

EINFACHE HERSTELLUNG – GROSSE WIRKUNG:

Essig ist die Basis für das Auslaugen der Blüten, Früchte, Kräuter, Gewürze oder Wurzeln.

Das Naturprodukt Essig saugt die Aromen und wertvollen Inhaltsstoffe der Beigaben im wahrsten Sinn des Wortes perfekt aus.

Gartenkräuter, Wildkräuter, Wurzeln, aber auch Früchte ergeben in Kombination mit Essig und Honig eine einzigartige Symbiose, die Körper und Geist guttut.

Honig

Honig ist mehr als ein Brotaufstrich, seine Inhaltsstoffe sind Kalium, Kalzium, Magnesium, verschiedene Spurenelemente, Acetylcholin, Vitamin B1, B2 und C, Aminosäuren, antibakterielle und entzündungshemmende Stoffe sowie Frucht- und Traubenzucker. Welcher Honig verwendet wird, ist Geschmackssache.

- Blütenhonige empfehlen sich für **milde Sauerhonig-Varianten**.
- **Kräftige Sauerhonig-Kombinationen** erreicht man mit Waldhonig.

Guten Honig erhält man beim Imker seines Vertrauens, sollte man aber keinen Imker kennen, bekommt man sogar in Naturkostläden und Bauernmärkten Bio-Produkte von heimischen Lieferanten.

Je kürzer der Weg eines jeden Produkts, umso wertvoller ist es. Ausländische Produkte können zudem oftmals Pestizide enthalten, welche den Honig wertlos machen.

Essig

Sehr viele gesundheitsfördernde Stoffe enthält auch der Apfelessig, wie Mineralstoffe, Spurenelemente, Vitamine, Flavonoide, die antioxidativ wirkende Gerbsäure Tannin, Zitronen- und Essigsäure sowie Aminosäuren.

Er wirkt der Übersäuerung des Körpers entgegen, da er basisch verstoffwechselt wird, der Körper wird hervorragend entschlackt. Apfelessig hilft als fermentiertes Lebensmittel beim Aufbau einer gesunden Darmflora.

Beim Essig sollten naturbelassene Obstessige (Apfel, Birne, Quitte etc.) aus der Region verwendet werden. Ich arbeite am liebsten mit naturtrübem Apfelessig von einem Produzenten vor Ort. Die Beigaben zum Apfelessig sollten je nach weiterer Verwendung abgestimmt und kombiniert werden.

Die Zugaben werden harmonisch mit Honig und Essig verarbeitet.

Zusammengefasst über Sauerhonig

- Saurer pH-Wert von 3–4
- Vollwertige Säuren wirken gesundheitsfördernd, stärken das Immunsystem, unterstützen den basischen Stoffwechsel und wirken Degenerationsprozessen entgegen.
- Sauerhonig fördert den Abtransport von Toxinen aus dem Organismus, entlastet die Organe und ist ein optimaler Begleiter beim Fasten und bei Detox-Maßnahmen.
- Sauerhonig ist reich an Elektrolyten, vollwertigen Kohlenhydraten und natürlichen Säureverbindungen. Er wirkt isotonisch und erreicht die Zellen schneller als reines Wasser. Er regeneriert bei Flüssigkeitsverlust nach dem Sport, an heißen Tagen oder bei Durchfall.
- Als Kinderarznei hervorragend geeignet.
- Sauerhonig macht basisch, schmeckt süßsauer, fördert allerdings den basischen Stoffwechsel und reduziert aktiv die Übersäuerung des Organismus.
- Sehr empfehlenswert für Menschen mit einem erhöhten Nährstoffbedarf wie ältere Menschen, Sportler, Rekonvaleszente, Kinder, Jugendliche im Wachstum, hervorragend zum Entschlacken und Entgiften.

- Wertvolle Alternative zu Weißzucker und Zitronensäure.
- Lange Haltbarkeit.
- Nährwert von ca. 100–200 kcal/100 ml

Sauerhonig wirkt antibakteriell, antiseptisch, entgiftend, immunstärkend, ausleitend, regenerierend, mineralisierend, stoffwechselregulierend, entzündungshemmend, verdauungsfördernd, reizlindernd und isotonisch. Er stärkt den Darm und schützt die Darmflora.

Anwendung bei:
Übersäuerung des Organismus, Sport, Fasten, Verdauungsstörungen, Immunschwäche, Altersbeschwerden, Entzündungen, Leber-Galle-Beschwerden.

Einnahme:
- Pur oder verdünnt in kaltem Tee, Wasser, Mineralwasser 2–3 Esslöffel täglich morgens oder abends
- 4–6 Wochen lang.
- 1–3 Mal im Jahr kurmäßig verwenden.
- Ideal ist Sauerhonig auch als isotonisches Getränk vor und während dem Sport, beim Wandern, Walken etc.
- Schmackhaft ist Sauerhonig auch in Salatdressings oder man gibt wenige Tropfen über Süßspeisen, Eiscreme etc.

Grundrezept

3 Teile Honig + 1 Teil Essig + Beigaben

Der Honig bzw. der Essiganteil kann je nach persönlichen Vorlieben leicht erhöht bzw. verringert werden. Das heißt so viel wie, der jeweilige Anteil muss nicht grammgenau abgemessen werden.

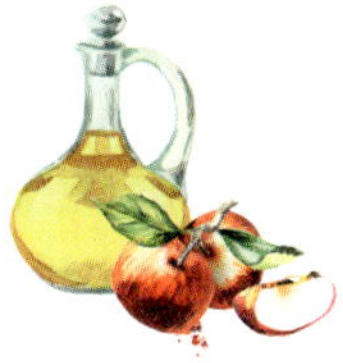

Kaltverfahren – Heißverfahren

HONIG: WAS VERÄNDERT DIE ERHITZUNG?

Vorweg kann ausgeräumt werden, dass Honig seine heilsamen Wirkstoffe durch Erhitzung verliert. Die Erhitzung des Sauerhonigs verändert zwar seine Zusammensetzung, die Arznei bleibt aber auch weiterhin heilsam.

- **Nicht hitzeresistent** sind vor allem Proteine, Enzyme und manche Vitamine.
- **Hitzeresistent** sind Antioxidantien, Säuren, antibiotische Stoffe, Mineralstoffe, aromatische Verbindungen oder Säureverbindungen.

NEUE WIRKSTOFFE:

Abgekochter Honig verliert zwar Wirkstoffe durch die Erhitzung, gleichzeitig bildet sich eine neue wirksame Verbindung. Es handelt sich um HMF (Hydroxymethylfurfural).

HMF hat eine breite Palette an positiven Wirkungen, wie antioxidative, antiallergische, entzündungshemmende, anti-hypoxische (die Sauerstoffversorgung optimierend), und anti-hyperurikämische (harnsäuresenkende) Effekte. *Keine Angst vor dem Heißverfahren!*

WANN SOLL MAN SAUERHONIG KOCHEN?

- Um die Extraktion von Pflanzen zu beschleunigen und intensivieren
- Bei Zubereitung für Kleinkinder, um die potenzielle Kontaminierung mit Pathogenen zu vermeiden
- Wenn es schnell gehen soll
- Bei Verwendung von rohen Pflanzen mit einem hohen Wasseranteil
- Um den Geschmack des Essigs abzumildern

Heilpflanzen für Sauerhonig

- Sauerhonig kann mit frischen oder getrockneten Pflanzenteilen zubereitet werden.
- Je kleiner die Pflanzenteile, umso schneller und intensiver die Extraktion.
- Getrocknete Pflanzenteile sollen vorher pulverisiert und mit etwas Essig angefeuchtet werden, um die Extraktion zu beschleunigen.
- Bei holzigen, harzigen und harten Pflanzenteilen wie Rinde, Wurzeln oder Harzen ist es empfehlenswert, den Sauerhonig abzukochen.

AUS WELCHEN PFLANZEN KANN SAUERHONIG HERGESTELLT WERDEN?

Aus nahezu allen Heil- und Nutzpflanzen: Gartenkräuter, Wildkräuter, Blüten, Beeren und Früchten, Wurzeln, Bäumen, Gewürzen und embryonalem Gewebe (Knospen, Triebspitzen, Kätzchen)

VERHÄLTNIS PFLANZEN ZU SAUERHONIG

Frische Pflanzen: 1 Teil zerkleinerte Pflanzen auf 2 Teile Sauerhonig.
Pulverisierte Pflanzen und Knospen: 1 Teil Pflanzen auf 10 Teile Sauerhonig.

Rinde

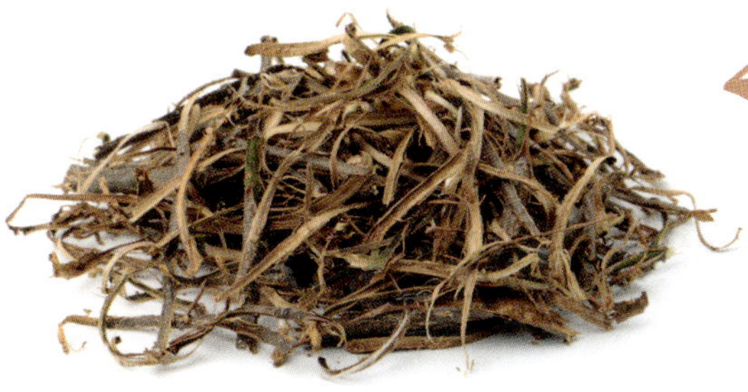

WELCHE INHALTSSTOFFE LÖSEN SICH IN SAUERHONIG?

- **Schnell lösliche Stoffe** sind ätherische Öle, Schleimstoffe, Gerbstoffe, Bitterstoffe, Scharfstoffe, Anthocyane, Flavonoide, Carotine, Vitamine.
- **Schwer lösliche oder unlösliche Stoffe** sind Harze, Mineralstoffe, Wachse und Öle. Bei solchen Pflanzen (z. B. Nadelbäume, kieselsäurehaltige Schafgarbe) sollten die Pflanzenteile gemörsert oder pulverisiert werden, ebenso können Heißextraktionen gewählt werden.

WAS IST WÄHREND DER EXTRAKTION ZU BEACHTEN?

Bei Mazeraten (Kaltauszügen) soll der Sauerhonig kühl (unter 10 °C) und dunkel gelagert werden. Das Schütteln des Ansatzes während der Extraktion ist von Vorteil, jedoch keine Voraussetzung. Die Pflanzen können, müssen aber nicht am Ende abgeseiht werden.

LAGERUNG DES PFLANZLICHEN SAUERHONIGS

Kalt hergestellter Sauerhonig soll kühl und dunkel gelagert werden. Abgekochter Sauerhonig kann auch bei Zimmertemperatur aufbewahrt werden. Der Sauerhonig ist bei optimalen Lagerbedingungen 1–3 Jahre haltbar. Mit der Zeit reift er und dunkelt nach, ebenso können sich Trübstoffe absetzen – diese Prozesse sind natürlich.

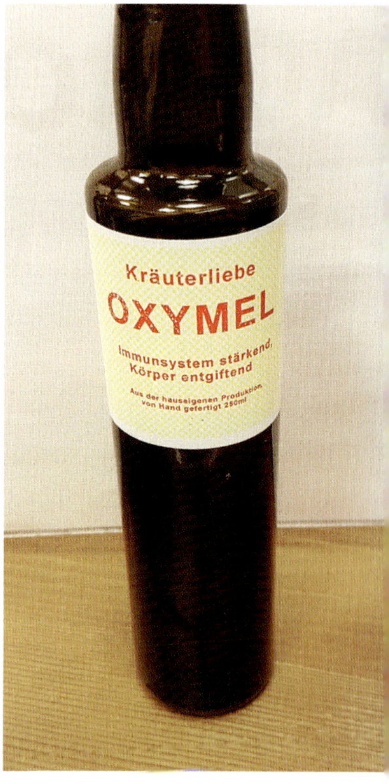

Sauerhonig selbst herstellen

Handgemacht:
Bei der Herstellung des Sauerhonigs sind Küchengeräte und Gegenstände aus Metall, ebenso Mikrowellen und Induktionsherde zu vermeiden. Mit der Hand zubereitet wirkt der Sauerhonig am besten.

Quellwasser:
Wasser ist ein Informationsträger und spielt eine große Rolle für die Qualität des Sauerhonigs. Verwendet daher bevorzugt Quellwasser oder Mineralwasser in Glasflaschen bei der Zubereitung. Leitungswasser soll vorab abgekocht werden. Destilliertes Wasser ist für Sauerhonig ungeeignet.

Verpackung:
Ich empfehle Gläser und Flaschen mit einer breiten Öffnung. Einweck- und Apothekergläser sind ideale Verpackungen. Kunststoffverpackungen sind für die Herstellung von Sauerhonig ungeeignet.

Hygiene:
Reinige alle Gefäße und das Zubehör mit Essig oder 40 % Alkohol oder koche es im Vorfeld aus.

Zubehör:
Hilfreich für die Herstellung von Sauerhonig sind Keramikmesser, Schneidebrett aus Holz, Mörser, Gewürzmühle.

REZEPTUREN

Sauerhonig Immunstark

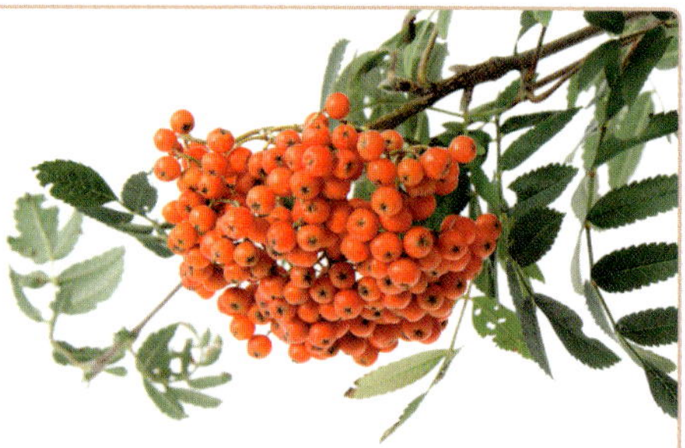

Zur Stärkung unseres Immunsystems, damit wir gut durch die kalte Jahreszeit kommen.

Zutaten:

- 200 g Waldhonig
- 100 g Apfelessig
- 50 g Vogelbeeren
- 20 g Echinacea
- 20 g Salbei
- 10 g Ingwerwurzel
- ½ TL Salz

Zubereitung:

Vogelbeeren (Eberesche), sollten sie frisch geerntet sein, über Nacht in den Gefrierschrank geben, antauen und anquetschen. Ingwerwurzel, Echinaceablütenblätter und Salbeiblätter klein schneiden, mit dem Essig und dem Honig in einen Topf geben und 30 Minuten leicht köcheln lassen. Abseihen und in Gläser füllen.

Anwendung:

- 3 Esslöffel täglich, pur oder in Wasser oder Tee gelöst, einnehmen
- Vor dem Gebrauch die Flasche schütteln.

Haltbarkeit:

- 2–3 Jahre

Wirkung:

- Abwehrkräfte stärkend, enthält viel Vitamin C
- Immunsystem anregend
- entzündungshemmend, keimtötend, verdauungsfördernd

Sauerhonig Nervenstark

Nervenentspannend, lässt Körper und Geist zur Ruhe kommen

Dieser Sauerhonig hat eine entspannende Wirkung auf das Nervensystem und besitzt entzündungshemmende und antibakterielle Eigenschaften.

Zutaten:

- 300 g Blütenhonig
- 100 g Apfelessig
- je 20 g Johanniskraut, Hopfenblüten, Melisse, Lavendelblüten und 5 g Baldrianwurzel
- 1 Prise Salz

Zubereitung:

Alle Inhaltsstoffe in ein Glas füllen (Baldrianwurzel zuvor mörsern), eine Woche kühl und dunkel stellen, anschließend filtrieren und in eine Flasche füllen.

Anwendung:

› Als Nerventonikum oder Einschlafhilfe täglich 25 g Sauerhonig mit 1 l Wasser oder Tee verdünnt trinken.

Haltbarkeit:

› Bei kühler, dunkler Lagerung ist es 1 Jahr lang haltbar.

Wirkung:

› beruhigt bei Stress, seelischem Druck und Schlaflosigkeit
› hat eine milde antidepressive Wirkung
› unterstützt die Entgiftung
› wirkt kräftigend, belebend, nervenstärkend, entzündungshemmend, blutverbessernd

Baldrian mit Wurzel

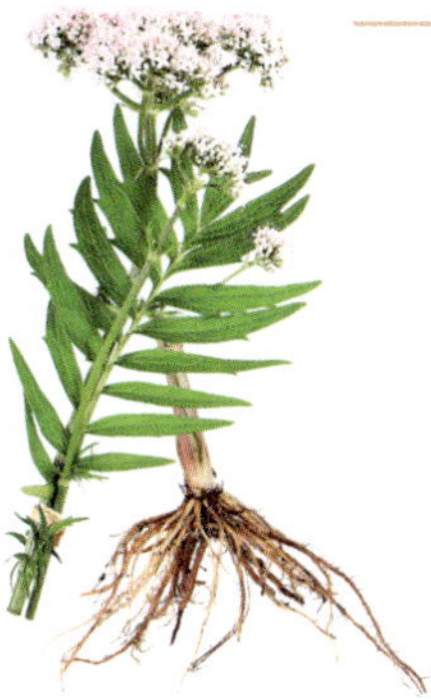

Sauerhonig Kinderseele

Sorgt für Wohlbefinden und Schutz

Frische Kräuter:

- 50 g Lavendel
- 20 g Zitronenmelisse
- 20 g Rosenblütenblätter
- 10 g Zitronenverbene
- 1 Pr. Bergkernsalz

Zutaten:

- 300 g Blütenhonig
- 100 g Apfelessig
- 250 ml Wasser

Zubereitung:

Alle Zutaten in einen Topf füllen, aufkochen, Herdplatte abschalten und 30 Minuten zugedeckt ziehen lassen. Abseihen und in Flaschen abfüllen.

Anwendung:

› 2–3 Teelöffel am Tag mit Wasser oder Tee (Kamille, Fenchel) einnehmen.

Haltbarkeit:

› Bei kühler und dunkler Lagerung 2–3 Jahre haltbar.

Wirkung:

› entspannt und regeneriert die Nerven, wirkt schlaffördernd
› beruhigt, konzentrationsfördernd, angstlösend
› stärkt das Selbstbewusstsein
› wirkt Stress und Erschöpfung entgegen

Rosenblütenblätter

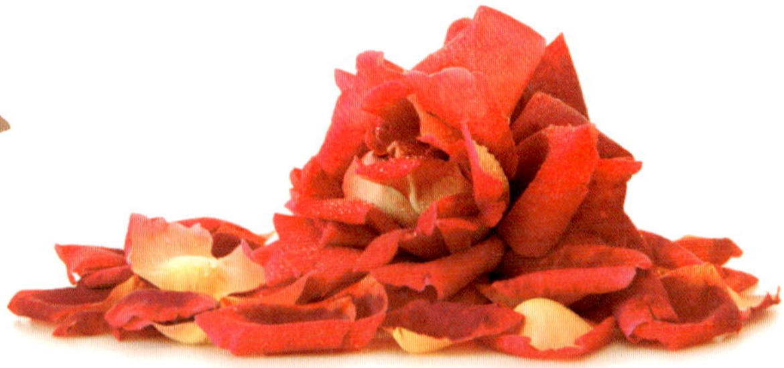

Lavanttaler Bronchial-Sauerhonig

Wirksam bei Husten und Bronchialleiden

Zutaten:

- 300 g Waldhonig
- 50 g Apfelessig
- 20 g Eibischblätter und -wurzeln
- 20 g Fichtenwipferl oder -nadeln
- 20 g Thymian
- 20 g Spitzwegerich
- ½ TL Bergkernsalz

Zubereitung:

Kräuter, Wurzeln und Wipferl klein schneiden. Alle weiteren Zutaten zugeben und gut umrühren.

Eine Woche kühl und dunkel stellen, immer wieder schütteln. Den Hustensaft durch ein Sieb filtrieren, Rückstand gut auspressen.

Anwendung:

- Bei Husten, Beschwerden der Bronchien und Halsschmerzen mehrmals täglich 1 Teelöffel einnehmen.

Haltbarkeit:

- Bei kühler und dunkler Lagerung mindestens 1 Jahr haltbar.

Wirkung:

- antiviral und antibakteriell
- entzündungshemmend bei hartnäckigem Reizhusten und Atemwegserkrankungen
- stärkt die Abwehrkräfte und ist ein bewährtes Mittel zur Stärkung des Lungengewebes
- blutreinigend, zusammenziehend, schleimlösend, antiseptisch

Tausendschön-Frau-sein-Sauerhonig

Die Weiblichkeit wieder spüren und leben

Zutaten:

- 300 g Blütenhonig
- 100 g Apfelessig
- 30 g Beifußkraut
- 30 g Brennnessel
- 30 g Brennnesselsamen
- 10 g Liebstöckelwurzel
- 20 g Rosmarinblätter
- 20 g Wacholderbeeren

Zubereitung:

Alle Kräuter fein schneiden, Samen und Wurzeln mörsern, in ein Glas füllen und mit dem Apfelessig übergießen.

2 Wochen an einem warmen Ort ziehen lassen, täglich schütteln. Danach abseihen und mit dem Honig vermengen, bis er sich ganz aufgelöst hat.

Haltbarkeit:

› Bei kühler, dunkler Lagerung mindestens 3 Monate haltbar.

Anwendung:

› 40 ml über den Tag verteilt, pur oder mit Wasser verdünnt einnehmen.

Wirkung:

› wärmend auf den Unterleib
› steigert die Durchblutung
› stärkt die Unterleibsorgane
› lässt uns wieder Freude an der Liebe haben
› hilft bei Unlust

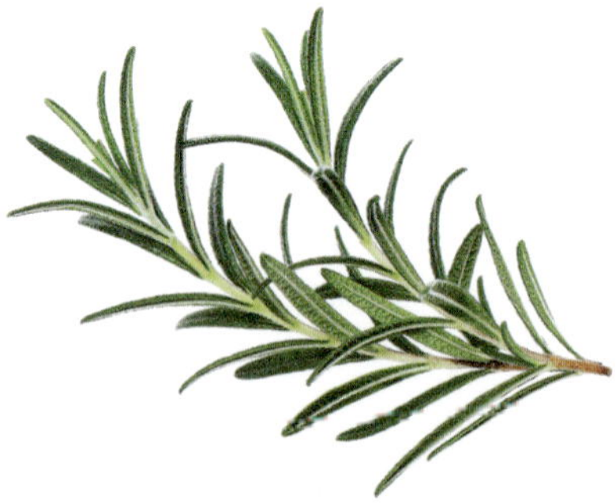

Rosmarin

Stark wie ein Bär-Männer-Sauerhonig

Stärkt die Potenz

Zutaten:

- 300 g Waldhonig
- 100 g Rotweinessig
- 20 g Beifuß
- 20 g Bertram
- 20 g Brennnesselsamen
- 20 g Liebstöckel
- 20 g Petersilienwurzel

Zubereitung:

Alle Zutaten in einen Topf füllen und zum Kochen bringen. 10 Minuten zugedeckt köcheln und eine weitere Stunde in der Resthitze stehen lassen.

Den Sauerhonig filtrieren und in eine Flasche füllen.

Anwendung:

› 40 ml Sauerhonig mit Wasser verdünnen und über den Tag verteilt einnehmen.

Haltbarkeit:

› 1 Jahr bei Zimmertemperatur

Wirkung:

› hilft bei Erektionsschwäche
› kann bei fehlendem Sexualtrieb angewendet werden
› stärkt die Unterleibsorgane
› hormonsteigernd
› fruchtbarkeitssteigernd
› aphrodisierend
› Steigerung der Samenproduktion
› Prostatabeschwerden

Ascheherstellung

Der pflanzliche Rückstand nach der Herstellung von Sauerhonig kann getrocknet und zu Asche verbrannt werden.

Asche ist mineralstoffreich und ergänzt somit die Wirkung von Sauerhonig.

Pflanzenteile veraschen:

Für die Veraschung soll der getrocknete Rückstand in eine feuerfeste Form gefüllt und mit einem Holzstäbchen angezündet werden.

Tabu sind Streichhölzer, Zeitungspapier oder chemische Anzündhilfen.

Die Pflanzenteile vollständig verbrennen lassen, anschließend die erkaltete Asche durch ein Sieb seihen.

Anwendung:

- Die Asche in einem Glas mit etwas Essig vermischen und warten, bis es aufhört zu schäumen.
- Anschließend kann die Asche mit dem Sauerhonig vermischt werden.

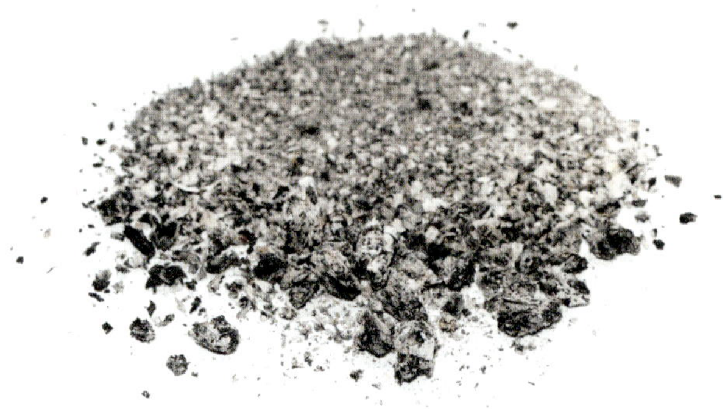

RÄUCHERN

Die etwas andere Art, in seinem Leben für Wohlbefinden zu sorgen.

Ich bin überzeugt davon, dass man mit dem Räuchern unserer heimischen Pflanzen eine ganze Menge bewirken kann.

Wir dürfen dabei nicht vergessen, dass es diese Art der Reinigung und Gesunderhaltung schon Hunderte von Jahren gibt.

Ich stelle euch die wichtigsten Anwendungen des Räucherns vor, und hoffe euch damit einen kleinen Anstoß zu geben es auch selbst zu versuchen.

Räuchern zur Reinigung für Wohnung, Haus und Hof

Räuchern war immer eine Anwendung, wenn z. B. etwas gefehlt hat oder ein Mangel da war. Ich möchte versuchen euch ein kleines Stück altes Wissen unserer Vorfahren weiterzugeben.

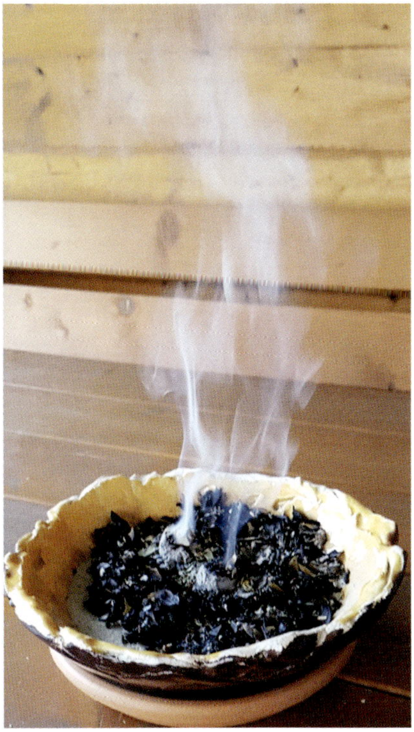

Seit es Feuer gibt, gibt es auch das Räuchern. Früher wurden schon Räume und Ställe gereinigt. In jeder Kultur war bekannt, dass man das Räuchern sehr gut zur Reinigung von Wohnräumen, Menschen und Gegenständen benutzen kann. Bei uns sind die Anwendung und das Wissen darum mit dem Lauf der Jahre immer mehr verkümmert.

Über die Hitze, die beim Räuchern entsteht, können sich sämtliche Wirkstoffe der einzelnen Pflanzen entfalten. Man kann nichts falsch machen, wenn man hauptsächlich heimisches Kraut verwendet, denn was bei uns wächst, tut uns auch gut.

Heute ist es wichtiger denn je, alle Belastungen, die wir so mit uns tragen, auch einmal zu entsorgen, denn sonst können sie zur Qual werde. Das Jagen nach immer mehr Leistung und Konsum bringt viele Menschen weg vom wirklichen Sein. Das Verlangen nach innerem Frieden kommt wieder hoch. Das Räuchern ist eine Auszeit für unsere Seele. Man muss sich Zeit dafür nehmen.

Räume, in denen wir leben und arbeiten, sind belastet durch schlechte Energien, die sich teilweise über Jahre oder Jahrzehnte angesammelt haben. Diese bleiben in den Räumen hängen und können unseren Körper und unsere Seele stark in Mitleidenschaft ziehen.

Da hilft auch kein gründlicher Hausputz. Jede Energie hat ihre eigene Schwingung und in Anbetracht dessen lässt es sich auch erklären, warum man sich an manchen Orten überhaupt nicht wohlfühlt.

Auch neue Häuser können durch gewisse Einflüsse, die vom Grundstück ausgehen, aber auch durch Vorfälle während der Bauphase belastet sein.

Wenn wir beginnen unsere äußere Welt in Ordnung zu bringen, wird sich auch unsere innere Welt entsprechend verändern. Wenn man aus dem Weg räumt, was den Energiestrom behindert, wird sich der Raum für wundervolle neue Möglichkeiten öffnen.

WAS SIND SCHLECHTE ENERGIEN UND ALTLASTEN?

- Krankheiten, die es jemals in diesen Räumlichkeiten gab.
- Ärger und Streit von Vorbewohnern, aber auch der jetzigen Bewohner.
- Negative Ereignisse, die an diesem Ort stattgefunden haben, Gewalt, Angst, Trauer, Tod, Verzweiflung, Klammern an Besitz usw.
- Negative Gedanken, auch von diversen Besuchern, die von Problemen und Sorgen erzählen, bleiben in unseren Räumen hängen.

WELCHE AUSWIRKUNGEN KÖNNEN NEGATIVE ENERGIEN AUF DEN MENSCHEN HABEN:

Nervosität, Aggressivität, Schlafstörungen, Asthma, Depressionen, Angstzustände, Lernschwierigkeiten bei Kindern, Panikattacken usw.

Beim Studieren der Kräuter und während meiner Aus- und Weiterbildungen habe ich gelernt, dass wir unseren Kräuter-Putztrupp losschicken müssen, damit wir in mit positiver Energie geladenen Räumen, Wohnungen, Häusern und Arbeitsplätzen wieder frei durchatmen können und uns wohlfühlen.

Keine Angst beim Räuchern – getrocknete Kräuter produzieren keine dunklen Flecken an den Zimmerdecken.

Ich persönlich gebe immer etwas Weihrauch dazu, er ist stark desinfizierend und macht den Kopf wunderbar frei.

SO GELINGT DAS REINIGUNGS-RÄUCHERN:

1. Räuchersand in die Schale füllen. Er bleibt immer in der Schale – nicht jedes Mal entfernen.
2. 1 Stück Kohle an der Kante entzünden, so lange bis die Funken von alleine weiterlaufen.
3. Kohle auf den Sand legen und warten, bis die Funken am anderen Rand der Kohle angelangt sind.
4. Alle Fenster und Türen nach außen hin schließen.
5. Kräuter über die Kohle streuen (was in zwei Fingern Platz hat).
6. Von Raum zu Raum gehen und den Rauch verteilen. Der Rauch bahnt sich seinen Weg selbst. Er ist das Putzmittel, das nun die Energien einsammelt.
7. Wenn es aufhört zu rauchen, wieder nachlegen.

8. Alle Wohnräume durchschreiten, solange es für euch stimmig ist. Ihr fühlt intuitiv, wann es reicht. Ihr könnt nicht zu lange oder zu kurz räuchern, euer Bauchgefühl gibt euch schon Bescheid.
9. 20 Minuten den Rauch in den Räumen einwirken lassen, damit er Zeit hat seine Arbeit zu tun.
10. Danach 20 Minuten nach außen hin alle Fenster und Türen öffnen, sodass die Luft zirkulieren kann. Es muss nun alles, was an Belastung im Raum gefangen war, hinaus.
11. Nun ist der Räuchervorgang beendet. Für eine intensive Reinigung sollte man den Vorgang einige Male wiederholen, an verschiedenen Tagen. Wenn ihr das Gefühl habt, dass die Räume neutral und sauber sind, dann empfehle ich eine wiederholende monatliche Reinigung. Oder man verlässt sich auf seine innere Stimme, die sagt, wann es wieder Zeit zum Räuchern ist.

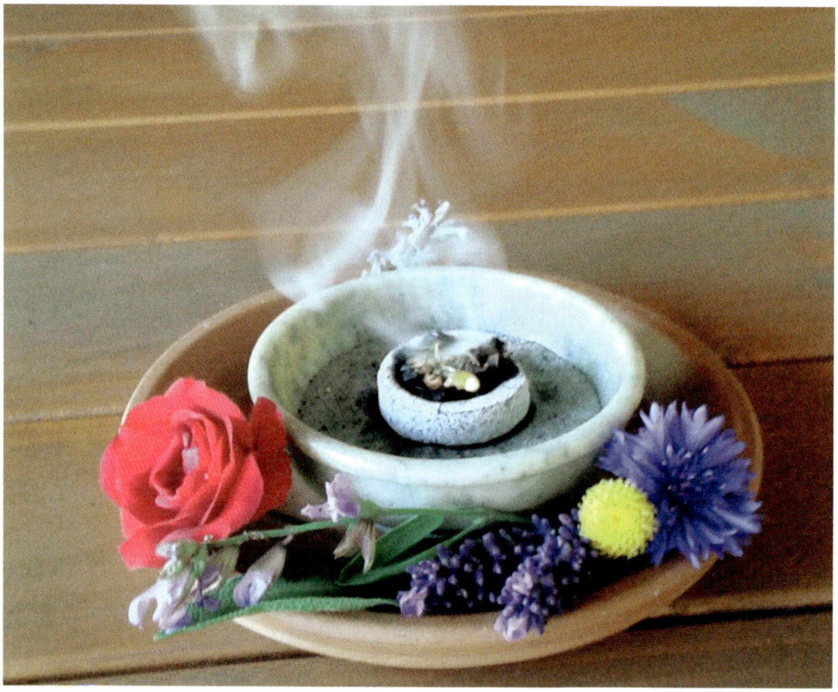

Kräuter für die Reinigungsräucherung

Beifuß *(Artemisia vulgaris)*

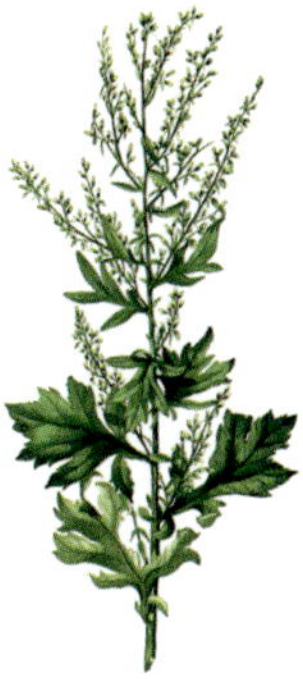

Er ist eine ausdauernde Pflanze, die bis zu 1,50 m hoch werden kann, sie wächst überall, z.B. an Bahndämmen, Weg- und Ackerränder, an spannungsgeladenen Orten.

Zur Blütezeit erntet man die oberen Triebspitzen.

Beifuß gehört zu den Johanniskräutern und ist eine Brautpflanze.

Früher flocht man aus Beifußblätter einen Gürtel und trug ihn zur Sonnwendfeier am Körper, anschließend warf man ihn ins Feuer. In der Glut sollten alle bösen Einflüsse verbrennen und Gesundheit für ein Jahr beschert werden.

Alten Überlieferungen zufolge sind sie bei Räucherungen auch ein wirksamer Schutz gegen alle Mächte der Finsternis.

Beifuß ist eine der ältesten Räucherpflanzen, er wird auch Wetterkraut genannt und hilft Spannungen in der Luft abzubauen.

Bei vergifteter Atmosphäre öffnet er den Raum, hilft zu lösen, was sich nicht lösen möchte, aktiviert die Selbstheilungskräfte und gibt Kraft und Wärme.

Er ist auch wirksam bei Elektrosmog, unterstützt Veränderungen im Leben und öffnet alle Entgiftungsorgane. Demzufolge eines der wichtigsten Räucherkräuter.

Lavendel *(Lavandula angustifolia)*

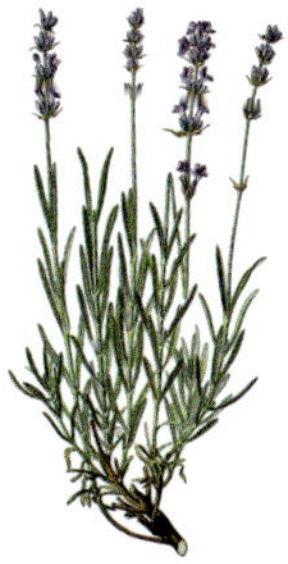

Lavendel kommt ursprünglich aus dem Mittelmeerraum und wächst dort auch wild. Bei uns liebt er wasserdurchlässige Böden und volle Sonne. Früher streute man Lavendel großzügig auf die Lehmfußböden, um die Luft frisch und sauber zu halten.

In Pestzeiten hielt Lavendel die Seuche fern, was durchaus denkbar ist, denn wo es sauber war, gab es keine Ratten und auch keine Pestflöhe.

Lavendel beruhigt die Nerven und entspannt ohne müde zu machen. Er ist antibakteriell und schwingt hell, hoch und klar. Ideal für Kinderzimmer, aber auch für Krankenzimmer und in all den Räumen, wo dicke Luft herrscht.

Er ist das Mittel gegen feinstoffliche Energiesauger – das können nervende Mitmenschen sein, wenn man mit diesen zu tun hat, spürt man zunehmend, wie einem die eigene Kraft abhandenkommt. Durch die klärende Wirkung des Lavendel wächst die Aufnahmebereitschaft für Neues. Auch verbreitet er Stille und reine Energie.

Lavendel ist ein Muss in jeder Reinigungsmischung.

Rosmarin *(Rosmarinus officinalis)*

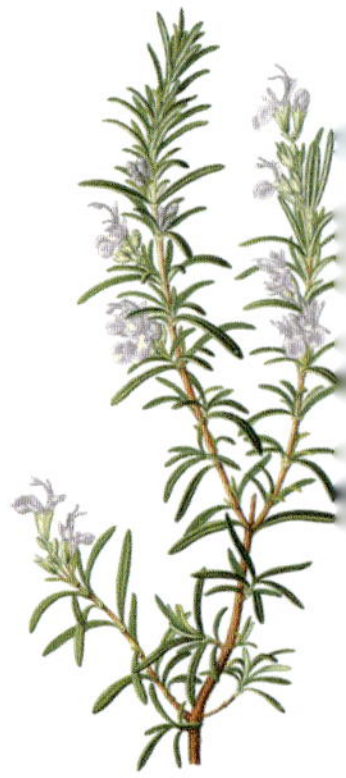

Rosmarin ist in den Mittelmeerländern beheimatet, mag lockere Böden, volle Sonne und überwintert bei uns nur an sehr warmen Stellen mit Winterschutz.

In den Mittelmeerländern galt die Pflanze als heilig. In Griechenland war er die Pflanze der Aphrodite, wahrscheinlich stammt auch von hier die Verwendung als Kraut für Brautleute.

Rosmarin ist bekannt als Lebensbegleiter, von der Geburt über die Hochzeit bis zum Tod.

Sein Wesen entzündet den Geist, er begeistert, er feuert an, schenkt Energie und bringt negative Stimmungen und Schwingungen auf den Vordermann.

Er bereitet eine sehr intensive Räucherung, welche alles hinausscheucht. Auch ist er sehr harzig, was hilft alte Wunden aufzudecken und zu heilen.

Er ist unterstützend bei allem, was mit Loslassen zu tun hat.

Seine Blätter erinnern an Flammenzungen, sie sind ja auch fähig den Raum zu umzingeln und alles Negative rauszuscheuchen.

Salbei (*Salvia officinalis*)

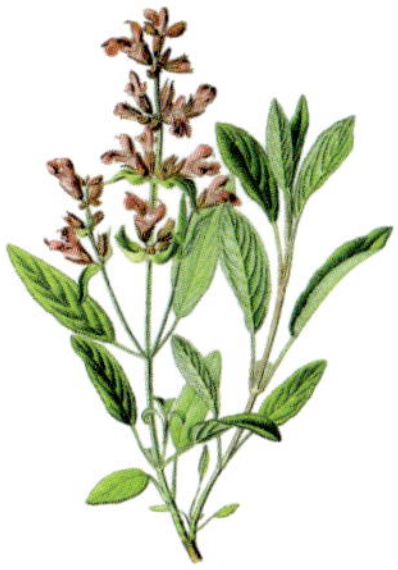

Salbei ist bei uns winterhart und liebt nährstoffreiche Böden in Sonne bis Halbschatten.

In alten Büchern heißt es: *Wer auf Salbei baut – den Tod kaum schaut.* Der Name selbst erzählt schon vom hohen Wert der Pflanze, leitet sich doch *salvia* vom lateinischen *salvare* – heilen, *salvere* – gesund bleiben ab.

Salbei verstärkt die Empfänglichkeit für Neues.

Er ist sehr kraftvoll und kann sowohl wärmen als auch kühlen, obwohl sein starker Duft nicht eindeutig zuzuordnen ist.

Räuchert man damit in Krankenzimmern, so reinigt er die Atmosphäre und wirkt keimtötend.

Er drängt störende, stressgeladene Energien einfach hinaus.

Salbei ist eine wertvolle Umstimmungspflanze, was so viel heißt wie, er gibt die Information, dass es mir ab sofort besser geht, Ruhe und Klarheit kehrt ein und er hilft uns durchzuatmen und neu durchzustarten.

Wacholder (*Juniperus communis*)

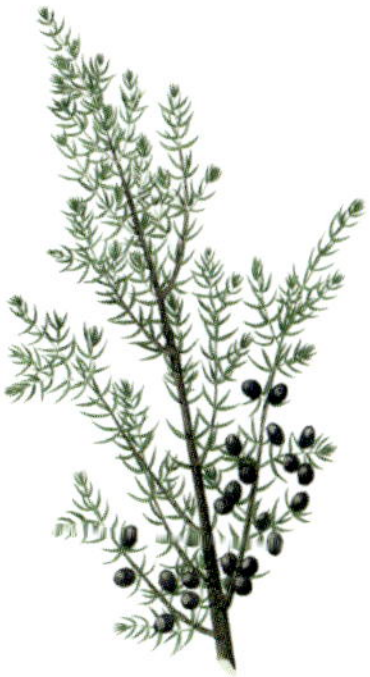

Wacholder kann bis zu 5 m hoch werden, ist winterhart und gedeiht auf beinahe jedem Boden. Er mag es sonnig. Er ist warm, aromatisch und würzig im Geruch.

Früher wurden bei Maul- und Klauenseuche Stallräucherungen mit Erfolg angewandt. Heute weiß man, dass die antiseptische Wirkung der Wacholderholz-Räucherung tatsächlich Keimherde eliminieren kann, insofern wussten die Alten auch ohne wissenschaftliche Untersuchungen sehr genau über die Wirkung des Wacholder Bescheid. In Pestzeiten wurden auch Wacholderfeuer entzündet.

Daher ist er auch eines der weltweit ältesten Räucherhölzer.

Der Geist des Wacholderstrauchs vermittelt ebenso wie der Duft Schutz und Sicherheit. Wir spüren die reinigende Wirkung und erfahren zugleich eine innere Stabilität, da der Wacholderrauch uns hilft das Getragenwerden zu erleben.

Er wirkt stärkend, klärend, beruhigend, wachhaltend, lebensstärkend und er schafft es die gereinigte Atmosphäre zu konservieren.

Engelwurz (*Angelica silvestris*)

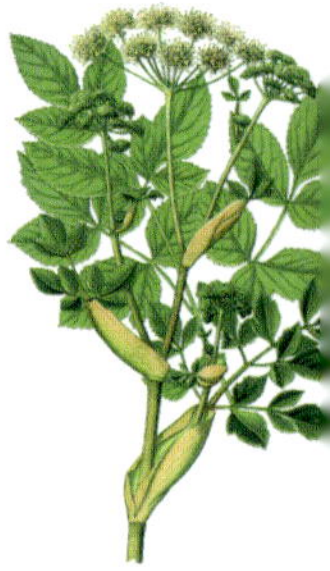

Engelwurz ist eine zweijährige Pflanze, man findet sie an Waldrändern, in schattigen Jungwäldern, sie kann bis zu 1,50 m hoch werden.

Sie ist eine der Pflanzen, die gegen die Seuchen des Mittelalters verwendet wurde. Besonders über Kinder, sagte man, hält der Pflanzendeva, also der Geist der Pflanze, seine schützende Hand und bewahrt sie vor bösen Einflüssen.

Durch ihre lichte Ausstrahlung ist sie ein Nerventonikum. Sanft löst sie Angstenergien auf, vermittelt Mut und Zuversicht und ist hilfreich beim Neubeginn.

Engelwurz zeigt uns die sonnenhaften Seiten des Lebens. Auch ist sie eine gute Reinigungspflanze für alte Häuser. Sie hilft uns, dass wir uns gut mit der Erde verankern, uns aber trotzdem nach oben hin öffnen.

Räume schützt sie mit Hilfe ihrer lichten Ausstrahlung vor negativen Energien. Auch wenn man Angst in der Dunkelheit hat, wirkt sie dem entgegen.

Sie ist eine der größten Schutzpflanzen in unserem Raum.

Fichte (*Picea abies*)

Die Germanen verehrten die Fichte, sie war ein Baumheiligtum und wurde als Verbindung zwischen Himmel und Erde angesehen.

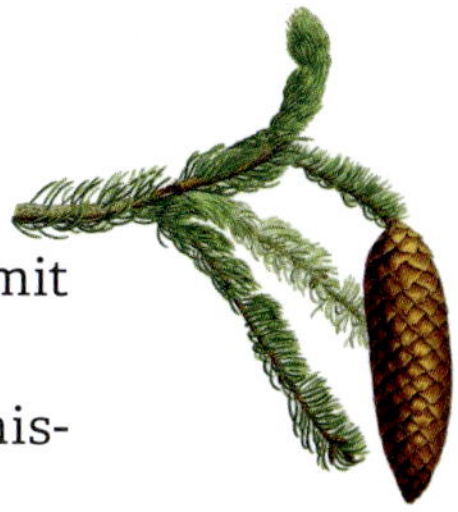

Lange bevor exotische Harze zu uns gekommen sind, wurde mit Fichtenharz geräuchert.

Harze sind Selbstheilungsstoffe des Baums, sie ziehen Fäulnisstoffe heraus.

Beim Räuchern mit Fichtenharz kommen alte Wunden zum Ausheilen ans Licht.

Auch klärt das Fichtenharz den Geist und hilft beim Durchatmen.

Eisenkraut (*Verbena officinalis*)

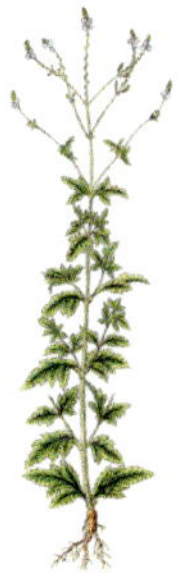

Eisenkraut liebt trockenen Boden und volle Sonne und wächst an warmen Standorten am Wegrand.

In alten Büchern liest man, dass Kinder durch Eisenkraut gerne lernen und überraschende geistige Fähigkeiten erhalten. Auch war es eine heilige Pflanze der Kelten und in Wales hängte man es zum Schutz des Hauses auf und verräucherte es. Mit den zarten rosafarbenen Blüten kann es der Venus zugeordnet werden, es gibt Liebeskraft, bringt Wohlhaben und vertreibt alte Gespenster.

Der drahtige Stängel wird dem Mars zugeordnet, das Eisenkraut wurde beim Schmieden ins Löschwasser gelegt, um die Waffen zu härten.

Beim Räuchern hat es eine entkrampfende Wirkung und heilt körperliche und seelische Wunden.

Es gibt ein Gefühl der Gelassenheit und innerer Ruhe. Auch stärkt das Eisenkraut die Ich-Kräfte. Es hilft unsere Energien gezielt und liebevoll einzusetzen.

Rose (*Rosa damascena*)

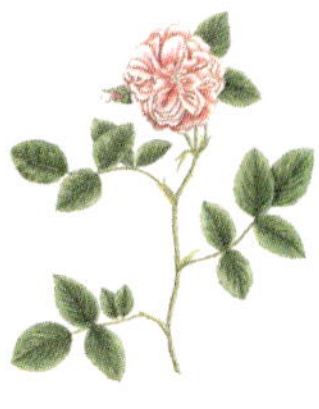

Der Rauch klärt die Atmosphäre und hilft uns so, die Dinge im richtigen Licht zu sehen. Sie schenkt Entspannung, Geborgenheit, innere Harmonie und Lebensfreude.

Sie hilft, dass die negativ belegte Energie aus den Räumen einen friedlichen Rückzug nehmen kann.

Weihrauch *(Olibanum)*

Mehrjähriger Baum, wird bis zu 6 Meter hoch, wächst in Ostafrika, Indien und auf der arabischen Halbinsel. Gesammelt wird der milchige Saft, der austritt, wenn man den Stamm und dickere Äste der Bäume anritzt.

Das bei uns bekannteste Räuchern mit Weihrauch ist dasjenige als Bestandteil der Liturgie in der katholischen Kirche.

Er ist zwar nicht bei uns heimisch, aber ein besonders wertvolles Harz.

Weihrauch ist stark desinfizierend, schützt also bei großen Menschenansammlungen vor diversen Ansteckungen. Weihrauch bewirkt eine angeregte Entspannung, das heißt, er macht nicht müde, sondern hilft, dass wir uns innerlich sammeln, was unserer Seele sehr guttut.

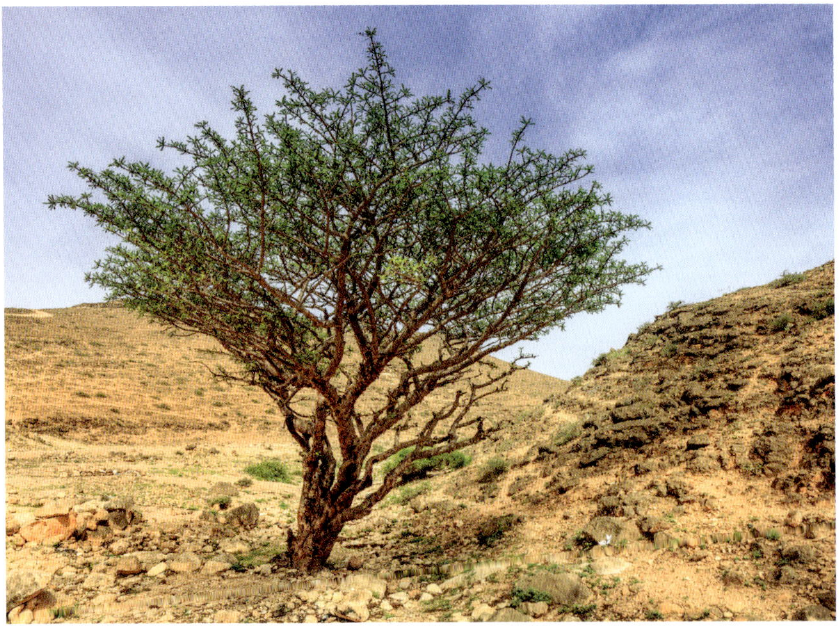

Räuchern für den Körper

Unsere Groß- und Urgroßeltern wussten schon um die Kraft des Räucherns für den Körper.

Im Mittelalter wurde auch in unserer Gegend täglich zur Körper- und Raumpflege geräuchert, bei Krankheiten kam das Räuchern stark zum Einsatz.

Schon meine Oma hatte z. B. zu Weihnachten, wenn Papa mit dem Räuchertopf durch das Haus ging, ein Kopftuch, das sie ordentlich einräuchern ließ und sich dann erst um den Kopf band.

Ich habe es früher nicht so ernst genommen, wenn sie sagte: *Das beugt Kopfweh vor.* Heute weiß ich, sie wusste genau, was sie tat, und hatte vollkommen recht damit.

Bis in die 60er-Jahre konnte man bei uns Räucherwerk zu Heilzwecken in Apotheken kaufen.

Tannenharz etwa gegen Husten und Bronchialerkrankungen wurde als **Straßburger Terpentin** angeboten.

> *Wir können unserem Körper auch heute noch mit dem Räuchern viel Gutes tun, alles was wir dafür brauchen, wächst ganz in unserer Nähe.*

Denn das wichtigste Utensil sind unsere Kräuter.

Beim Räuchern wird das Wesen der Pflanze von ihrem Körper gelöst. Der Rauch ist feinstofflich und dringt sehr rasch in jede Zelle des Körpers ein.

Am besten funktioniert es, wenn wir unser Fußsohlen beräuchern, denn an ihnen gibt es Reflexzonen und Meridianpunkte. Das ist eine effektive Möglichkeit, den Rauch dort wirken zu lassen, wo er gebraucht wird. Unsere Organe sind nämlich an unseren Fußsohlen abgebildet und können so leicht behandelt werden.

Anschließend kann man auch noch seine Hände räuchern, man dreht beim Räuchern die Hände, denn die Reflexzonen der Organe und Drüsen liegen bei den Händen auf beiden Seiten.

Besonders gut ist räuchern bei Krämpfen oder Blähungen, wobei man das Tuch direkt auf den Bauch legt (Anis, Basilikum, Fenchel, Kamille, Lavendel, Tausendgüldenkraut, Thymian, Zitronenmelisse).
Zur Ganzkörperräucherung stellen wir uns über den Räuchertopf.

Oder wir verwenden ein Räuchertuch. Wie viel und wie lange ihr räuchert, sagt euch euer Bauchgefühl. Es kann nie zu viel sein und es kann nicht schaden.

Kräuter werden bestenfalls zu bestimmten Zeiten geerntet, Blätter am Blatttag, Wurzeln am Wurzeltag usw. Nur so entfalten sie ihre ganze Kraft.

Getrocknet werden sie an einem luftigen, trockenen Ort, bitte nicht in der Sonne, sie würde zu viel wertvolle Inhaltsstoffe aus den Pflanzen ziehen. Wir lagern unsere Kräuter in Papier oder Stoffsäcken.

WAS BEWIRKT DAS RÄUCHERN DES KÖRPERS?

- Ein ganzheitliches körperliches und seelisches Wohlbefinden
- Linderung von Schmerzen und Beschwerden
- Körperzellen und Stoffwechsel werden in Balance gebracht
- Anregung von Selbstheilungskräften durch die Stärkung des Immunsystems
- Allgemeine Besserung des Ist-Zustandes
- Unterstützend zu anderen Heilanwendungen

BEI MASSIVEN BESCHWERDEN ERSETZT ES NATÜRLICH NICHT DEN ARZTBESUCH!

GÄNGIGE BESCHWERDEBILDER	
Immunsystem stärkend	Beifuß, Mädesüß, Ringelblume, Salbei, Meisterwurz, Schwarzer Holunder, Quendel, Tausendgüldenkraut
Kopfschmerzen	Brennnessel, Schafgarbe, Ackerschachtelhalm, Weidenrinde, Gewürznelke, Faulbaumrinde, Mariendistel
Venenerkrankungen	Arnika, Beinwell, Odermennig, Huflattich, Ringelblume, Spitzwegerich, Käsepappel (Malve)
Verdauungsbeschwerden	Pfefferminze, Schafgarbe, Löwenzahn, Kamille, Wegwarte, Tausendgüldenkraut, Rosmarin
Husten	Lungenkraut, Thymian, Huflattich, Fichtenharz, Schwarzer Holunder, Eibisch, Spitzwegerich
Harnwegserkrankungen	Ackerschachtelhalm, Alantwurzel, Brennnessel, Goldrute, Holunder, Heidekraut, Liebstöckel
Wechseljahrbeschwerden	Salbei, Frauenmantel, Johanniskraut, Schafgarbe, Hirtentäschel, Rotklee, Traubensilberkerze
Grippe	Schwarzer Holunder, Lindenblüten, Eibisch, Kamille, Lavendel, Myrte, Pfefferminze, Ringelblume
Niedriger Blutdruck	Mistel, Salbei, Rosmarin, Hirtentäschel, Thymian, Wacholder
Hoher Blutdruck	Bärlauch, Lavendel, Majoran, Melisse, Hirtentäschel

Räuchern für die Seele

Nicht nur unser Körper freut sich über eine Räucherung, genauso wichtig ist es, die Seele zu nähren, wenn sie es braucht. Räuchern bedeutet der Seele eine Auszeit zu geben. Denn nur der Boden, den auch unsere Füße berühren, hat die Pflanzen, die uns helfen.

Die Energie unserer Kräuter ist viel stärker spürbar, da auch sie aus unserem unmittelbaren Umfeld kommen, dieselbe Luft atmen, das gleiche Klima miterleben, einfach für uns gewachsen sind.

Unsere Kräuter-Räucherstoffe haben eine direkte Auswirkung auf unsere Emotionen, auf die Psyche und auf unser vegetatives Nervensystem.

An manchen Tagen fühlen wir uns hin und her gerissen, finden keinen Halt, kommen uns vor wie ein Blatt im Wind, das herumgewirbelt wird, und meinen den Boden unter den Füßen nicht mehr zu spüren.

In so einer Situation würde ich vorschlagen es mal mit der Räuchermischung *Stark verwurzelt* zu versuchen.

Räuchermischung Stark verwurzelt

Sie besteht aus:
Weide, Zeder, Fichte, Kiefer, Holunder, Wacholder, Lebensbaum (Thuja)

Wacholder

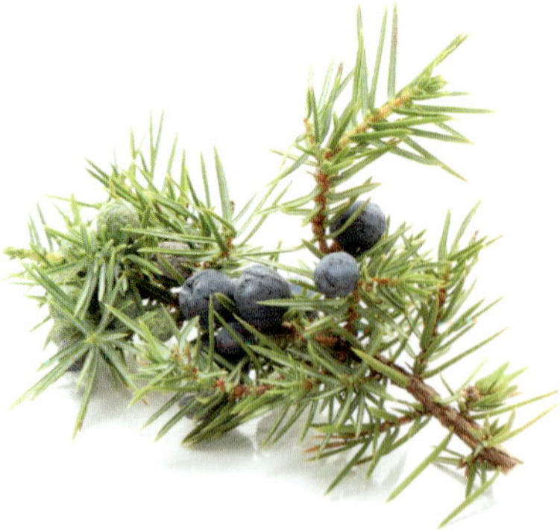

Wie aber kann Seelenleid gelindert werden?

Zu erkennen, dass es einem nicht gut geht, ist schon mal der erste Schritt.

Ganz wichtig ist es auch selbst aktiv zu werden. Kein anderer geht in unseren Schuhen, nur wir selbst. So kann auch niemand anderer nachempfinden, wie es uns wirklich geht, dazu sind wir nur selbst in der Lage. Oft fällt es gerade in unserem eigenen Gefühlsempfinden schwer, genau hinzusehen und ehrlich wahrzunehmen, dass unter Umständen bei einem selbst etwas im Argen liegt.

Ich möchte euch hier ein paar Sätze mitgeben, die eine liebe Lehrerin mir gesagt hat:

> *Die wichtigste Entscheidung ist – Veränderung zuzulassen.*
>
> *Wenn jemand etwas haben will, was er noch nie hatte,*
> *muss er etwas tun, was er noch nie getan hat.*
>
> *Wer weiß, was er will, und sagt, was er will,*
> *der kriegt, was er will!*
>
> *Statt zu sagen: Ich kann es mir nicht leisten, fragt euch:*
> *Wie kann ich es mir leisten?*
>
> *Höre nie auf anzufangen! Fange nie an, aufzuhören!*
>
> *Das Leben macht keine Fehler – wir schon!*
>
> *Der einzige Weg, die äußere Welt zu verändern, ist,*
> *die innere Welt zu verändern.*

Um Platz für Neues im Leben zu machen, muss man manchmal ganz bewusst loslassen!

KRÄUTER FÜR DIE SEELE / MISCHUNGEN

Harmonie	Mädesüß, Melisse, Lavendel, Rose, Kiefer, Rosmarin, Schafgarbe, Weihrauch
Innerer Frieden	Alant, Lorbeer, Mädesüß, Rose, Salbei, Ysop
Klarheit und Neubeginn	Beifuß, Lebensbaum, Salbei, Eisenkraut, Kiefer
Loslassen	Holunder, Zimt, Sonnenblume, Rose, Kalmus, Sternanis, Beifuß, Weihrauch
Innere Fülle	Orange, Melisse, Eisenkraut, Beifuß, Schlüsselblume, Zeder, Weihrauch

RÄUCHERMISCHUNGEN

Schutz	Holunderblüte, Sonnenblume, Lorbeer, Meersalz, Angelikawurzel, Weihrauch *Diese Mischung sorgt dafür, dass meine Energie bei mir bleibt und ich nur das an mich heranlasse, was mir guttut. Damit können wir gut äußere Belastungen abwehren, z. B. negative Menschen, belastende Situationen und Umwelteinflüsse.*
Reinigung	Angelikawurzel, Beifuß, Eisenkraut, Lavendel, Rosmarin, Salbei, Wacholderholz, Rose, Fichtenharz ***Neun Kräuter*** *zur Reinigung von einzelnen Räumen, Häusern, Gegenständen, Grundstücken, Garagen, Keller, Terrassen. Negative Energie, die sich teilweise über Jahre angesammelt hat, wird aufgelöst und entfernt.*

Geborgenheit

Alant, Lavendel, Melisse, Ysop, Rose, Lorbeer

Ich bin gut aufgehoben und vertraue darauf, dass das Leben mir das gibt, was ich brauche, um mich geborgen zu fühlen. Lässt Gefühle zu und macht wieder Freude auf das Leben.

Verwurzelt sein

Holunder, Fichte, Wacholder, Weide (Rinde und Blätter), Thuja

Lässt uns besser mit der Erde verankert sein und gibt uns einen guten Stand im Leben. Man spürt sich selbst wieder und das Leben trägt uns, wenn wir mit Urvertrauen nach vorne schauen.

Im Einklang – Harmonie

Ringelblume, Rose, Mädesüß, Sternanis, Zitronenmelisse, Weihrauch

Ich muss mich zuerst selbst lieben, damit ich in meinem Leben in Harmonie sein kann. Dann erst, wenn in meiner inneren Welt alles passt und stimmig ist, kann ich auch in meiner äußeren Welt in Harmonie leben.

Raunacht

Johanniskraut, Wacholderbeeren, Salbei, Kamille, Fichtenharz, Angelikasamen, Fichtenrinde, Mistel, Lorbeer, Vanilleschote

Eine sehr spirituelle Mischung mit vielen Sonnenpflanzen. Für Räucherungen in den Raunächten von der Nacht vom 24.12 um 24 Uhr, 12 Nächte lang. Das ist eine ganz besondere Zeit, sozusagen die Zeit außer der Zeit. Jede Raunacht zeigt uns etwas an und ist für sich sehr kraftvoll.

ZUTATEN VERARBEITEN

Trocknen:
Im luftigem Schatten, nicht übereinander, damit sich kein Schimmel bilden kann. Das Räucherwerk muss ganz trocken sein.

Mischen:
In erster Linie intuitiv, es kann durch unsere heimischen Kräuter zu keiner Überdosierung kommen.

Faustregel:
70 % Blüten, Blätter, Samen, Knospen, Kraut, Sporen und Früchte
30 % Harze, Hölzer, Rinde und Wurzeln

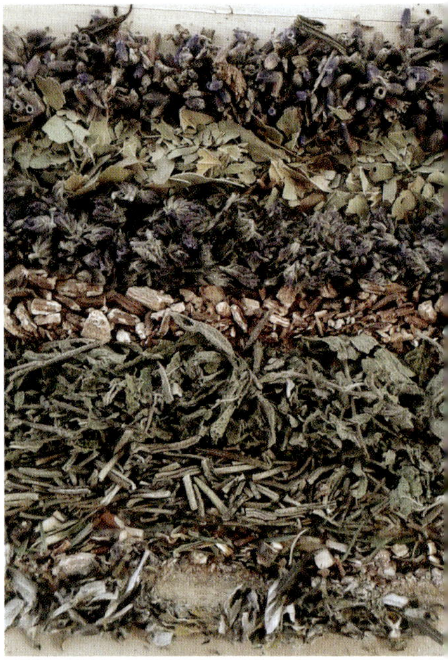

UTENSILIEN ZUM RÄUCHERN

Es ist ganz einfach und man braucht auch nicht viel dafür:

- Räuchergefäß mit Räuchersand
- Räucherkohle
- Ausgesuchte heimische Kräuter oder gebrauchsfertige Räuchermischungen
- Räuchertuch
- Räucherschemel
- Zeit und Ruhe

Höret auf euer Bauchgefühl und lasst euch einfach auf das Räuchern ein.

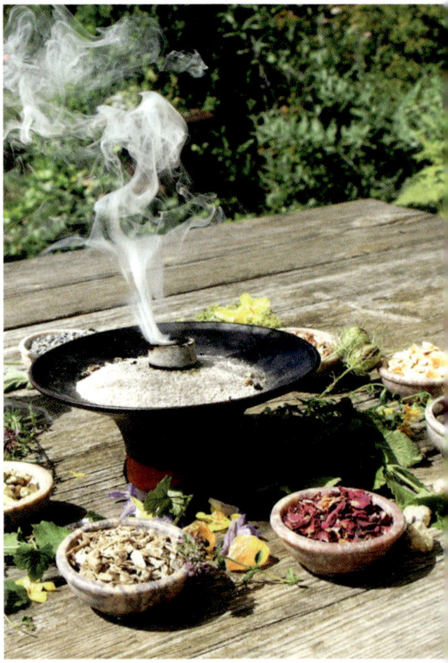

Was ich euch noch wünsche:

Zeit für sich selbst
Zeit, um die schönen Dinge im Leben wahrzunehmen
Zeit für Freunde
Zeit für ein ausgiebiges Essen
Zeit die Sonnenstrahlen auf dem Gesicht zu spüren
Zeit den Duft von Regen wahrzunehmen
Zeit eine kleine Ewigkeit unter der Dusche oder in der Badewanne zu verbringen
Zeit für ein Buch eurer Wahl
Zeit gemütlich einen guten Kaffee zu trinken
Zeit einmal ins Kino zu gehen
Zeit für eine entspannende Massage
Zeit für ein Gespräch mit lieben Menschen
Zeit für ein offenes Ohr
Zeit für eine ehrliche Antwort
(Frage: Wie geht es dir? Antwort: Danke ganz gut)
Wie oft entspricht diese Antwort nicht der Wahrheit?

Wir alle haben sooooo viel, eines der wichtigsten Dinge aber leider viel zu selten: **ZEIT**

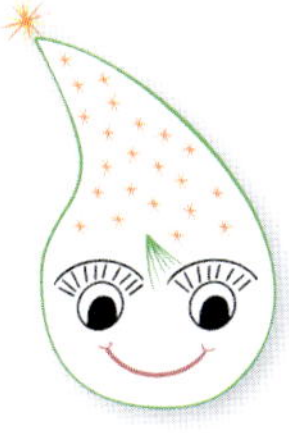

ZAUBERHAFT
EINKLANG
INNEHALTEN
TRÄUMEN

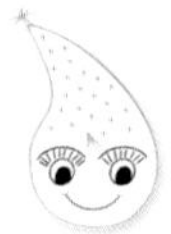

Ich weiß nicht, aber vielleicht geht es euch ja auch ab und zu so. Zurzeit kommt es mir so vor, als würde sich Fünkchen vor mir verstecken. Man fühlt sich gereizt, abgespannt, ein wenig überfordert, missverstanden und zu wenig geschätzt.

Mein Kopf sagt mir, dass das Unsinn ist. Ich soll stattdessen dankbar sein, dass es mir an nichts fehlt, ich eine Familie habe, die mich spürbar liebt, meine Arbeit anerkannt wird. Zum Glück habe ich die Möglichkeit, dass ich diese Gefühle, Gedanken und Emotionen niederschreiben kann.

Hoppla!!!! Warum sitze ich jetzt vor dem Computer und schreibe? Fünkchen, du Schlingel, hast mich also doch nicht verlassen. Jetzt geht es mir gleich besser. Das war wohl auch Fünkchens Absicht.

Ich möchte euch noch einen kleinen Input geben!

- Ihr seid wichtig!
- Ihr seid die wichtigste Person in eurem Leben!
- Wenn ihr nicht gut auf euch schaut, dann tut es niemand!
- Schaut in den Spiegel und lächelt euch zu, das lässt euch schon viel besser in den Tag starten.
- Glaubt an euch und eure Träume, denn sie werden Wirklichkeit.
- Das könnt ihr euch so vorstellen: Die Gedanken, die wir denken, haben die Macht zur Realität zu werden.

Denkt es in dir immerzu, das wird sicher schiefgehen, diesen Job bekomme ich bestimmt nicht, ich finde ohnehin nicht den richtigen Partner .... Na, was glaubst du, was passiert? Richtig, du wirst den Job nicht bekommen, der richtige Partner ist in weiter Ferne usw. Das ist die Macht der Gedanken und deren Resonanz, denn das, was ich hinausschicke, das kommt zu mir zurück.

Stelle ich mir aber vor, dass ich diesen begehrten Job schon habe, ich sehe mich arbeiten und erfolgreich dabei sein, wenn ich nicht nur denke, sondern auch noch visualisiere, dann wird mir das auch geschehen.

Du magst es glauben oder nicht, aber das Universum, Gott, der alles Erschaffende, oder welchen Namen auch immer du dafür hast, der sagt: Dein Wunsch ist mir Befehl!

Aber auch hier ist mit Achtsamkeit vorzugehen. Denkt es in dir: Ich will bitte nicht schon wieder auf die Nase fallen. Dieses *nicht* kommt nicht so an, sondern nur: *Auf die Nase fallen.* Gut, dein Wunsch ist mir Befehl. Obwohl du es natürlich ganz anders gemeint hast.

Also wähle deine Worte und Gedanken mit Bedacht.

Denke und/oder sprich laut vor dich hin: *Diese Situation werde ich hervorragend meistern, ich sehe schon das vielversprechende Ergebnis vor mir.* Oder: *Danke für den tollen Partner, der mich so akzeptiert, wie ich bin, mich lieb hat und mir zur Seite steht.*

Solche Sätze hören sich doch schon viel besser an. Was das jetzt mit einem Kräuterbuch zu tun hat? Es passt einfach in **mein** Kräuterbuch, weil es mir jetzt in den Sinn kommt und ich dich daran teilhaben lassen will. Egal ob Kräuter, Energien, gute Gedanken und Taten. Alles hängt doch irgendwie zusammen und ergibt gemeinsam ein großes Ganzes. Das eine geht doch ohne das andere gar nicht.

Wenn ich eine Salbe rühre, stelle ich mir vor, für wen die Salbe ist, ich sehe die Person vor mir, sehe, wie sie die Salbe aufträgt und wie sie wirkt. Diese guten Gedanken rühre ich während der Produktion mit in die Salbe und auch durch diese gute Energie, die nicht nur von den Kräutern, sondern auch durch mich in die Salbe hineinkommt, macht sie so wertvoll und heilend.

Das ist es, was es ausmacht.

Mache ich etwas mit Achtsamkeit, Freude und Liebe, so wird es doppelt kraftvoll wirken. Davon bin ich überzeugt, da ich es schon mehrfach erfahren durfte.

Alles ist Energie, du, ich, jedes Tier, jede Pflanze und auch jeder Gegenstand. Ohne Energie würde nichts existieren, aus diesem Grunde lasst uns achtsam mit den verschiedenen Energien umgehen, nur in der Symbiose können wir alle gemeinsam glücklich leben.

TEEMISCHUNGEN selbst herstellen

Ein kleiner Ratgeber für die genussvolle Auszeit daheim

Fast alle Heilpflanzen kann man wahlweise als **Einzelkraut** oder in **Mischungen** als Tee trinken. Es ist sinnvoll sich ein wenig mit der Kunst der Kräutermischung vertraut zu machen, da es nicht zielführend ist, wahllos irgendwelche Kombinationen zusammenzustellen. Gewisse Richtlinien sollte man auf jeden Fall einhalten.

Grundregeln für die Zusammenstellung

- Nicht mehr als 7 verschiedene Kräuter verwenden.
- Häufig reichen schon 3–4 Kräuter für eine Teemischung – Ausnahmen bestätigen die Regel.
- Aufbewahren und beschriften (Papiertüte, dunkles Gefäß oder Teedose)
- Zusammenstellung der Kräuter auflisten
- Zubereitungsform beschreiben (z. B. 1 TL pro Tasse, 10 Minuten ziehen lassen)
- Art der Anwendung beschreiben: mit Honig süßen, in kleinen Schlucken trinken …
- Menge der Anwendung, z. B. 3 Mal täglich 1 Tasse

Hauptkräuter

- Sind die wichtigsten Kräuter einer Teemischung.
- Tragen den wesentlichen Anteil der Wirkung der Teemischung.
- Sie kommen in den Mischungen meistens auch in relativ großer Menge vor.

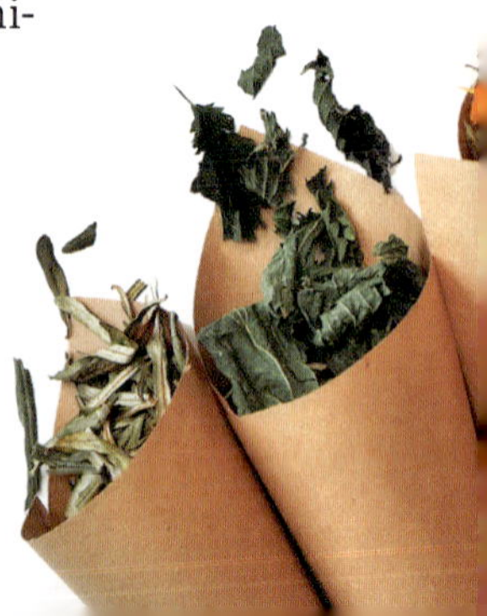

- Eine Teemischung sollte 1–3 Hauptkräuter enthalten.
- Sollte die Teemischung einem breiten Zweck dienen, z. B. Erkältung, sollten sich die Kräuter eher ergänzen. (Z. B. Lindenblüte – Schwitzen, Thymian – Husten und Mädesüß gegen Fieber und Schmerzen)

Typische Hauptkräuter:

- Thymian bei Husten zur Atemwegsdesinfektion
- Lindenblüten bei Erkältungen zum Schwitzen
- Kamille bei Verdauungsproblemen zur Entkrampfung und entzündungshemmend
- Birke für Blutreinigungstees und zur Förderung der Ausscheidung
- Anis, Fenchel und Kümmel bei Blähungen und Krämpfen

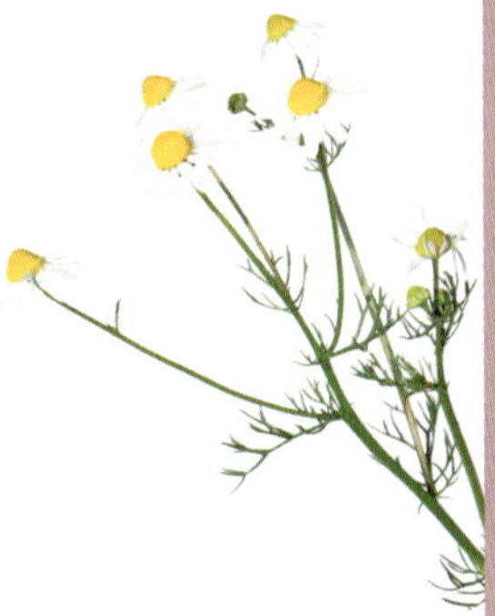

Ergänzungskräuter

Als Ergänzungskräuter kann man Kräutergruppen bezeichnen, die zur Geschmacksverbesserung und optischen Verbesserung dienen, oder die die Mischung zusammenhalten.

Zuzüglich kann man aber auch Kräuter mit einer ergänzenden Wirkung beifügen. (Z. B. Entzündungshemmende Wirkung der Teufelskralle in einem Tee gegen Hexenschuss oder gegen Husten.)

Manche Heilkräuter schmecken im Tee nicht gerade gut, da ist es sinnvoll, wenn man außerdem Kräuter mit deutlichem Wohlgeschmack hinzufügt. Viele der wohlschmeckenden Kräuter haben gute eigene Heilwirkung.

Daher ist es sinnvoll, wenn man Geschmacksverbesserer einsetzt, die sich auch als Hauptkräuter eignen würden. Minze in einem Verdauungstee oder Melisse im Beruhigungstee.

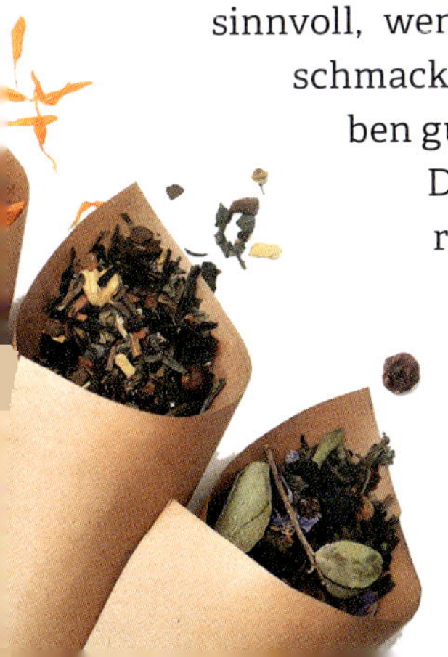

Geschmacksfördernde Kräuter

Lavendel (*Lavandula officinalis*), Minze (*Mentha piperita*), Melisse (*Melissa officinalis*), Süßholz (*Glycyrrhiza glabra*), Fenchel (*Foeniculum vulgare*), Anis (*Pimpinella anisum*), Kümmel (Carum carvi), Holunder (*Sambucus nigra*), Zitronengras (*Cymbopogon citrarus*)

Schmuckdrogen

Auch bei Teemischungen trinkt das Auge mit! Wenn man da von einem bunten Farbtupfer angelacht wird, fördert dies die Wirkung des Tees durch die Seele.

Als Schmuckdrogen eignen sich alle Kräuter, die auch im getrockneten Zustand eine kräftige Färbung behalten.

Am besten wird eine Schmuckdroge so eingesetzt, dass sie die gewünschte Wirkung der Teemischung unterstützt. Klatschmohn z. B. in einen Entspannungstee geben.

Geeignete Schmuckdrogen sind:
Kornblume, Ringelblumenblüten, Lavendelblüten, Rosenknospen, Kamillenblüten, Johanniskrautblüten, Malvenblüten, Goldmelissenblüten, Königskerzenblüten, Hagebutten, Hibiskusblüten

Stabilisierung

Will man eine Teemischung länger aufbewahren, dann ist es hilfreich, Pflanzenteile einzusetzen, die eine Entmischung der Teemischung verhindern.

Als Stabilisierungskräuter eignen sich flauschige Pflanzenteile, die ein wenig wollig sind. Etwa 10–20 % sollten Stabilisierungskräuter sein.

Es eignen sich:
Huflattich, Salbei, Hamamelis, Ehrenpreis, Beifuß, Spitzwegerich, Himbeerblätter, Brombeerblätter, Eibischblätter

Beispielteemischung

Bei der Teemischung handelt es sich um einen Hustentee, der sowohl bei einem normalen Erkältungshusten als auch bei Bronchitis oder Reizhusten Verwendung findet.

- je 2 g Spitzwegerichblätter, Thymianblätter, Königskerzenblüten
- je 1 g Gänsefingerkraut, Fenchel-Früchte, Ringelblumenblüten, Huflattichblüten

Die Gesamtmenge dieser Mischung ist sehr klein, sie dient als Testmenge. Für den häufigeren Gebrauch nimmt man die 5–10-fache Menge

Unsere Hauptkräuter hier sind:
Spitzwegerich, Thymian, Königskerze

Ergänzungskraut:
Gänsefingerkraut – entkrampfende Wirkung, mildert den quälenden Hustenreiz

Geschmacksgeber:
Fenchel, zudem wirkt er entkrampfend, schleimlösend und antibakteriell

Schmuckdroge:
Ringelblume, wirkt aber auch entzündungshemmend, krampflösend und antibakteriell

Stabilisator:
Huflattich, zusätzlich ist er eine bekannte Hustenpflanze und wirkt schleimlösend, entzündungshemmend und antibakteriell

Hat man die gewünschten Heilpflanzen zusammengestellt, dann müssen sie anschließend vermischt werden. Man kann die Kräuter auch in ein großes Schraubglas geben und dieses gründlich schütteln.

Wenn man eine gleichmäßige Durchmischung erreicht hat, kann man die Teemischung in das endgültige Behältnis geben.

Am besten, gleich einen Tee damit zubereiten!

KRÄUTER als Problemlöser

KRÄUTER ALLGEMEIN	
Immunsystem stärkende	Sonnenhut, Engelwurz, Schafgarbe, Lindenblüten, Zinnkraut, Ingwer, Brennnessel, Nachtkerze, Borretsch
bei Nervosität	Lavendel, Passionsblume, Johanniskraut, Herzgespann, Zitronenmelisse, Hanf, Hopfen, Benediktendistel
für Leber und Galle	Löwenzahn, Mariendistel, Ringelblume, Artischocke, Klette, Rosmarin, Andorn, Alant, Wegwarte, Wermut
für die Harnwege	Preiselbeere, Hirtentäschel, Gundelrebe, Eichenrinde, Wegerich, Kapuzinerkresse, Kamille, Löwenzahn
für die Nieren	Goldrute, Odermennig, Labkraut, Petersilie
für Bronchien und Lunge	Königskerze, Spitzwegerich, Tanne, Fichte, Lärche, Schlüsselblume, Lungenkraut, Andorn, Huflattich, Thymian, Spitzwegerich, Malve
für Frauenkrankheiten	Frauenmantel, Schafgarbe, Klette (bei Gebärmuttervorfall), Mönchspfeffer (hormonregulierend), Gänsefingerkraut (bei Krämpfen), Weinraute (bei Krämpfen), Himbeere (Heilung der Gebärmutter), Zinnkraut (bei starken Blutungen), Melisse, Labkraut
für das Herz	Nelkenwurz, Herzgespann, Rosmarin, Baldrian, Mistel, Melisse, Weißdorn

ZWÖLF HEIMISCHE BLÜTEN FÜR HEILTEES	
Frauenmantel	Wechseljahrbeschwerden, Magen-Darm-Erkrankungen
Gänseblümchen	Atemwegsinfekte, Magen-Darm-Katarrhe und Kinderbeschwerden
Holunder	Husten, Bronchialkatarrh, Nebenhöhlenentzündungen und fiebrige Erkrankungen
Kamille	Krämpfe, Magenbeschwerden, Erkältungen, Halsentzündungen, Schlafstörungen und Nervosität
Kornblume	bitter, Gerbstoffe unterstützen die Verdauung, Husten soll gelindert werden
Labkraut	Blasenleiden, Wasserstauungen und Organreinigung
Linde	Stärkung der Abwehrkraft, Erkältungen und Grippe
Mädesüß	Grippe, Fieber und Erkältungen
Malve	Erkältungen, Magenbeschwerden und Sodbrennen
Ringelblume	Verdauungs- und Menstruationsbeschwerden, Leber- und Gallenprobleme
Rose	Herz und Nerven stärkend, blutreinigend, bei Kopfweh und Schwindel
Schafgarbe	Frauenleiden, entlastet das Herz und stärkt die Nerven

Kinder und Heilpflanzen

Kinder sprechen in der Regel auf Heilpflanzen sehr gut an. Fast alle Arzneipflanzen sind auch für unsere Kleinen geeignet, es gibt jedoch ein paar Ausnahmen.

Mentholhaltige Pflanzen:
Pfefferminze – bis zum Schulalter sollte darauf verzichtet werden. Thymian, Majoran, Salbei erst ab dem Kleinkindalter verwenden.

Die Dosis macht bei den Kräutern den Erfolg aus. Benötigt ein 80 kg schwerer Mensch den Tee aus 1 Teelöffel Kraut und 1 Tasse Wasser, so ist es beim Kleinkind mit 20 kg ¼ der Menge.

Kinder-Tee

- 1 TL Malvenblüten (Husten)
- 1 TL Salbeiblätter (Halsschmerzen) oder Lindenblüten (fiebersenkend)
- 1 TL Himbeer-/Brombeerblätter
- Etwas Honig zum Süßen

Je nach Alter ¼–½ Teelöffel Kraut je Tasse.

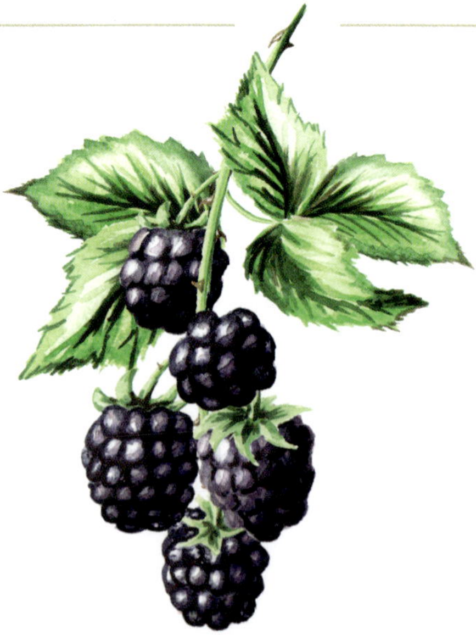

KRÄUTER FÜR KINDER	
Anis	bei Blähungen schon für Babys
Apfelschalen	bei Nervosität und Schulstress
Brombeerblätter	Steigerung der Abwehrkräfte
Eibisch	Stärkung des Immunsystems, bei Husten und Heiserkeit ab dem 1. Lebensjahr
Fenchel	bei Blähungen, schon für Babys krampfstillend
Holunder	Fiebersenker, ab dem Kleinkindalter
Kamille	bei Erkältungen und Bauchschmerzen, ab dem 1. Lebensjahr
Kümmel	bei Blähungen schon für Babys
Lavendel	äußerlich bei Windpocken
Lindenblüten	Fiebersenkend, ab dem Kleinkindalter
Malve	leichter Tee bei Husten
Melisse	zur Hebung der Laune und fürs Gehirn, ab dem Kleinkindalter
Ringelblume	zur Abwehrsteigerung, ab dem 1. Lebensjahr
Salbei	bei Infektionskrankheiten, ab dem Kleinkind alter
Sonnenhut	zur Unterstützung des Immunsystems
Thymian	bei Husten, ab dem Kleinkindalter
Veilchen	leichter Tee beim Zahnen oder bei Husten

Frauentee bei Menstruationsproblemen und Wechseljahrbeschwerden

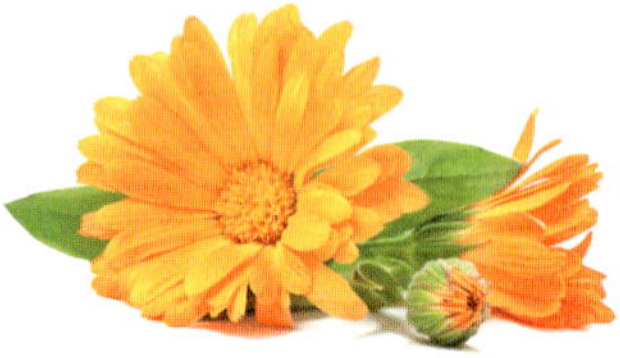

- 30 g Frauenmantel
- 30 g Ringelblumenblüten
- 30 g Schafgarbenblüten
- 30 g Melissenblätter
- 10 g Labkraut
- 10 g Rosenblütenblätter

2 Esslöffel der Mischung mit 500 ml kochendem Wasser übergießen, 10 Minuten ziehen lassen.

› Bei Bedarf 3–4 Mal täglich 1 Tasse trinken.

Bauchtee bei Durchfall und Magen-Darm-Verstimmungen

- 30 g Pfefferminze
- 30 g Salbei
- 20 g Kamille
- 20 g Schafgarbe
- 10 g Käsepappelfrüchte
- 10 g Anis
- 10 g Fenchel

1 Esslöffel der Mischung mit kochendem Wasser übergießen, ca. 8 Minuten ziehen lassen.

› 3–4 Tassen täglich trinken.

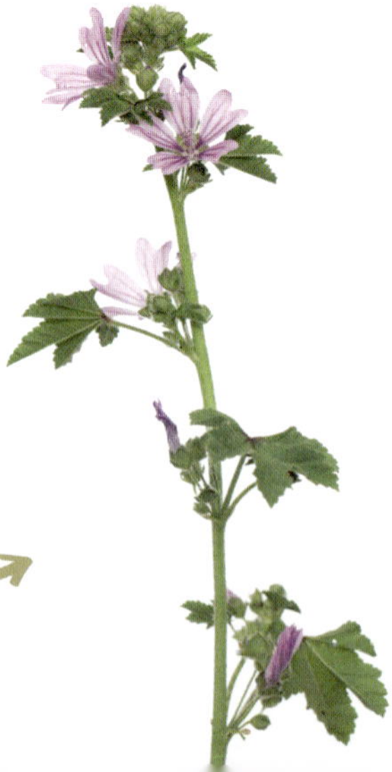

Käsepappel

Johanniskraut

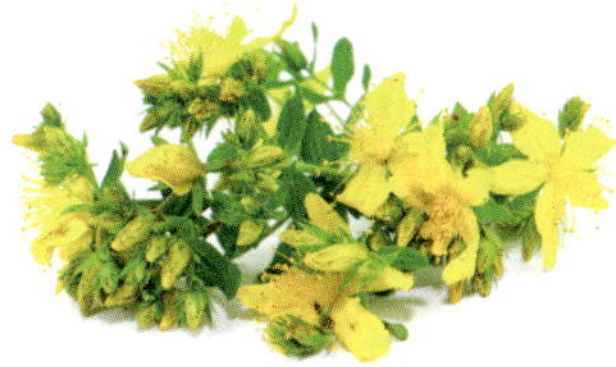

Schlaftee

- 30 g Melissenblätter
- 30 g Hopfenzapfen
- 30 g Himbeerblätter
- 10 g Johanniskraut und -blüten
- 10 g Lavendelblüten

1 Teelöffel der Mischung mit 250 ml kochendem Wasser übergießen und 10 Minuten ziehen lassen.

› 1 Tasse tagsüber und 2–3 Tassen abends trinken

Königskerze

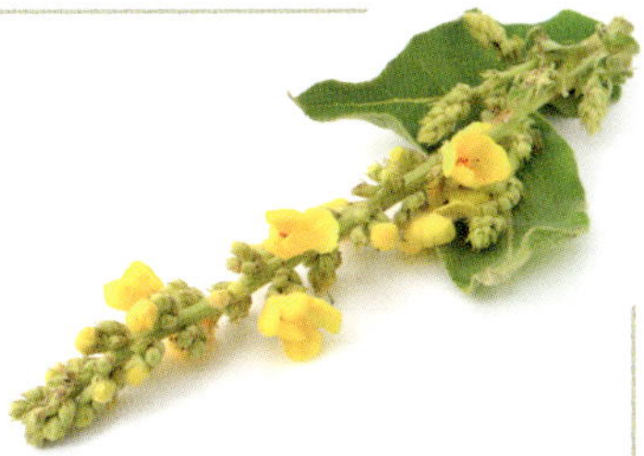

Hustentee

- 30 g Thymian
- 30 g Spitzwegerich
- 30 g Eibischblätter und -blüten
- 10 g Huflattichblätter und -blüten
- 10 g Königskerzenblüten
- 10 g Lungenkraut

1 Teelöffel mit 250 ml kochendem Wasser übergießen und 10 Minuten ziehen lassen, abseihen – weil Königskerze und Lungenkraut kleine Härchen haben.

› Bei Bedarf mehrmals eine Tasse schluckweise trinken

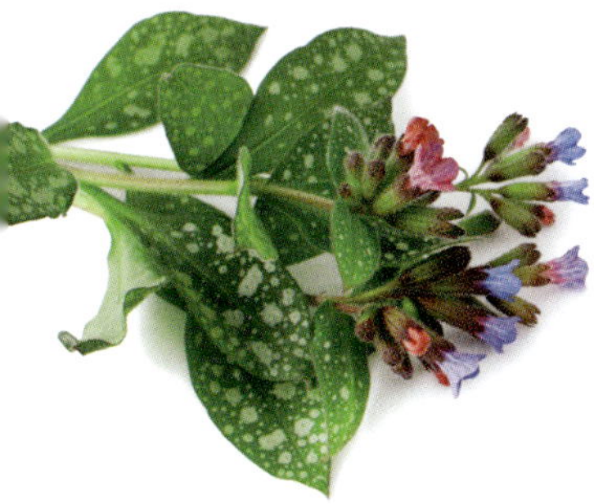

Lungenkraut

NACHGEDANKEN

Jeder Tag ist ein einzigartiges Geschenk, das wir liebevoll annehmen sollen, mit all seinen Facetten. Dieser gibt es viele, doch aus jeder Einzelnen dürfen wir uns das herausholen, was gut für uns ist, das was uns weniger gefällt, verabschieden wir und lassen es ziehen.

Glaubt mir, so kommt man leichter durch das Leben. Was hilft es, wenn man sich immer auf das konzentriert, was man nicht haben möchte.

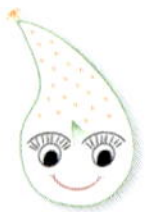

Genau! Fünkchen weiß schon, was ich meine. Dieses *Mimimimi* ist gänzlich kontraproduktiv.

Es gibt Gefühlen und Gedanken Raum, die unserem Seelenheil nicht förderlich sind. Ihr werdet mir bestimmt recht geben, dass es unserem Befinden zuträglicher ist, uns die sogenannten Rosinen herauszuholen und uns an deren Süße zu laben.

Ich bekam von einer Freundin ein Bild geschenkt, darauf stehen ein paar Zeilen, die wir uns alle zu Herzen nehmen sollten.

Tanze, als würde dich niemand sehen,
liebe, als wäre dein Herz nie gebrochen,
singe, als würde dich niemand hören,
und lebe, als gäbe es kein Morgen!

Dass es einfach ist, will ich nicht behaupten, aber es ist auf jeden Fall einen Versuch wert, und noch einen und noch einen.

Als ich in den letzten Wochen meine Arbeit im Kräutergarten verrichtete, begegneten mir so wundervolle Geschöpfe, die mich wieder daran glauben ließen und mich auch ein Stück weit daran erinnerten, wie wunderbar unser Leben ist.

Wenn wir nur die Augen offen halten für das, was uns das Leben zeigen will, dann gibt es so viel zu entdecken. Letztes Jahr durfte ich mir von meinem lieben Gehilfen und Lehrling Christoph vor Augen halten lassen, wie wertvoll auch die kleinsten Kleinigkeiten sind.

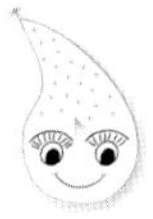

Ja Fünkchen, ich habe Lehrling geschrieben.

In Wirklichkeit kam es mir oft so vor, als wäre ich der Lehrling und Gehilfe und nicht Christoph. Mit seiner speziellen und einzigartigen Vorgehensweise, wie *er* die Dinge sieht und wahrnimmt, kam ich nicht nur an meine Grenzen, sondern darüber hinaus.

Jedes Samenkorn, das er fand, wurde betrachtet, bestaunt und zugeordnet. Ich darf hier erwähnen, dass Samenkörner seine Spezialität sind. Zudem sammelt er sie, nimmt sie mit nach Hause und pflanzt sie ein. Beobachtet, ob sie keimen und wie sie mit den klimatischen Bedingungen zurechtkommen. Christoph ist ein einzigartiger Spezialist.

Aber noch bin ich alleine, ohne ihn im Kräutergarten. Er ist ein Risikopatient und noch nicht im Dienst. Ihr wisst ja noch – Covid 19.

Es existiert noch, mein Garten weiß das aber nicht, und so gedeihen die Pflanzen trotzdem, das Beikraut hat auch seine liebe Freude und wächst zusehends und die kleinen Wunder mehren sich. Ich muss hier noch anführen, dass ich natürlich ohne Pestizide und das ganze Zeug den Garten in Schuss halte.

Die Pflanzen werden gestärkt mit Brennnesseljauche, Effektiven Mikroorganismen und Rasenschnitt, der als Mulchschicht benutzt wird. Vorbeugend gegen Pilzkrankheiten bekommen sie eine Schachtelhalmextrakt-Dusche und sind doch mal Läuse auf den Rosen, dann ziehe ich einen Gartenhandschuh an und streife sie händisch ab, danach noch mit Wasser nachspülen, fertig.

Mit dieser Methode ist man den Pflanzen sooo nahe, sie werden zu richtigen Freunden. Natürlich spreche ich auch mit ihnen.

Diesen Frühling sind viele Pflanzen sehr groß geworden und haben sich anständig vermehrt. Die Beete haben zwar ungefähr insgesamt rund 1000 m^2, aber alles konnte ich nun doch nicht weiterwachsen lassen. Kamille, Beifuß, Borretsch, Schafgarbe usw. musste ich umquartieren. Am Rande des Kräutergartens haben wir eine Böschung und davor eine leichte Senke.

Was soll ich sagen, ich habe ja auch gejätet und teilweise am Beetrand Wiese ausgestochen. Das alles landete in der Senke vor der Böschung. Nun ja, Senke gibt es jetzt keine mehr, auf diesen Kompost habe ich die Heilkräuter, die zu viele in den Beeten waren, draufgegeben. Okay, vielleicht sogar auch manchmal geschmissen.

Sie haben es mir verziehen und sind auch dort angewachsen.
Warum ich euch das alles so genau erzähle? Weil genau an diesem Platze sich ganz seltene und wunderschöne Wesen tummeln.
Ich bin wirklich begeistert.

Eine Weinbergschnecke auf einer Kamillenpflanze. Das war nicht die einzige Weinbergschnecke, auf der Böschung zählte ich ungefähr 25 Stück. Das waren aber nur die, welche sich gerade zum Frühstück aus ihrem Häuschen wagten. Ich hatte so eine unbeschreibliche Freude diese Tierchen zu sehen, das könnt ihr euch gar nicht vorstellen. Ich hatte schon seit ewigen Zeiten keine mehr zu Gesicht bekommen.

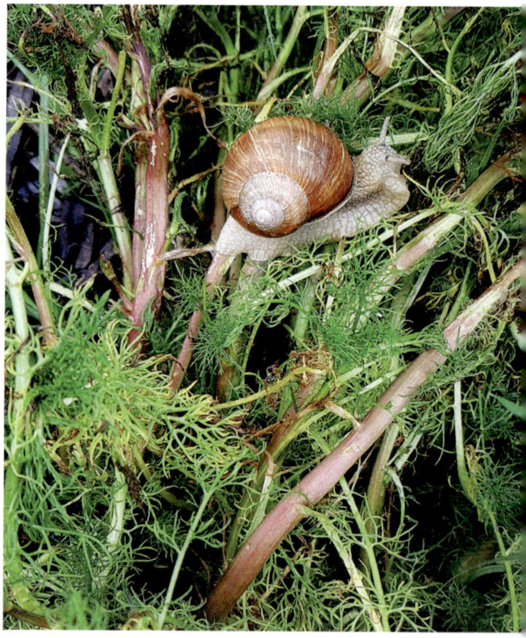

Kurz danach, beim Jäten, finde ich dieses nützliche Schätzchen. Eine Blindschleiche. Sie ist vielleicht nicht jedermanns Geschmack, aber sie tut uns Menschen auch nichts zuleide. Sie sah aus der Nähe wunderschön aus, nur hier unter meinem Pflanzschild konnte sie nicht bleiben. Zu groß ist die Gefahr, wenn die Beete getrimmt werden, dass sie im wahrsten Sinn des Wortes unter die Räder bzw. unter das Messer kommt. Gloria, so nenne ich die Blindschleiche, bekam ihre neue Wohnung 10 Meter weiter auf besagter Böschung.

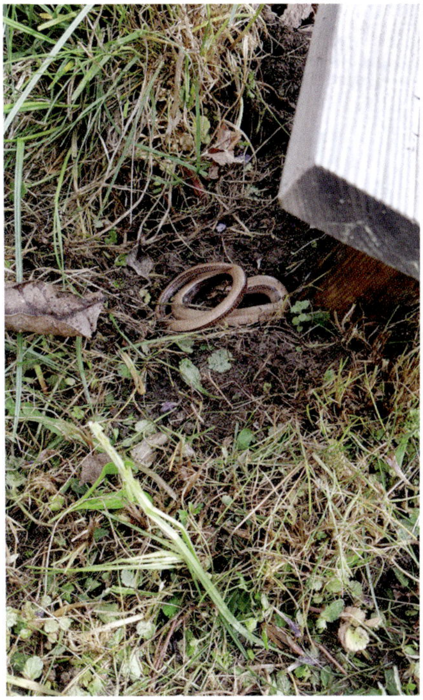

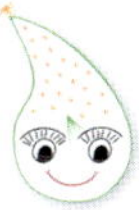

Fünkchen und ich finden das in Ordnung, vielleicht freundet sie sich ja mit den Weinbergschnecken an.

Diese beiden Falter müssen eine ganz spezielle Beziehung zueinander haben. Auf einem großen Stein im Garten paarten sie sich. Das ist an und für sich nichts Außergewöhnliches, aber diese beiden Turteltauben verharrten rund 48 Stunden in dieser Position.

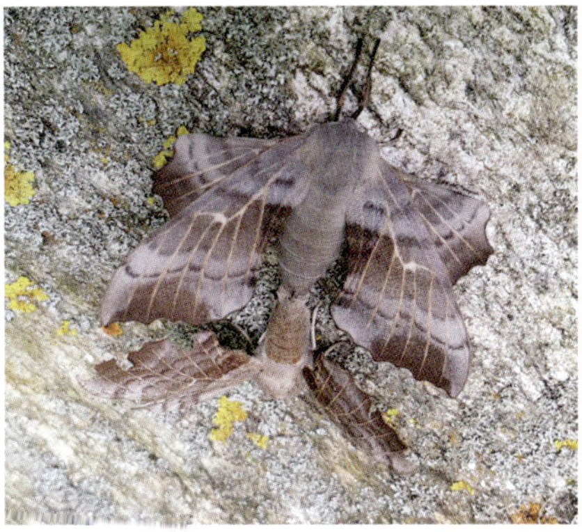

Der Stein, den ich bemalt habe, passt ganz gut zu dieser Situation: *Be Happy!!!*

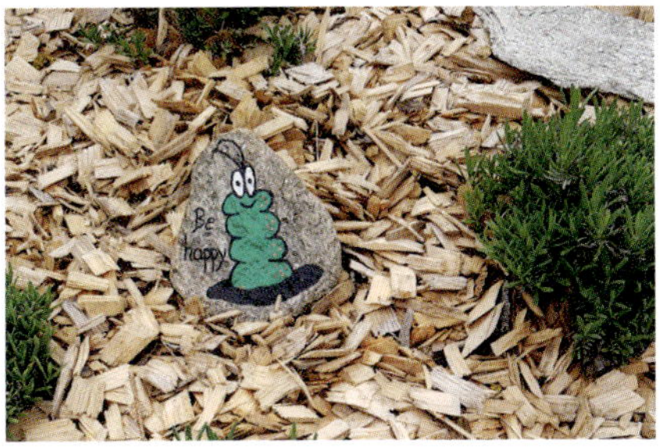

Was ich euch hier mit diesen unglaublichen Begebenheiten zeigen möchte, ist: *Die Natur ist voller Wunder, wir müssen nur etwas langsamer gehen, die Augen aufmachen und bewusst wahrnehmen und hinsehen.*

Wenn auch die Hände vom Jäten schmerzen, der Rücken jammert, diese Momente entschädigen fast alles. Ich liebe es, wenn ich diese Glücksmomente erleben darf. Ihr seht, wie die Funken sprühen?!

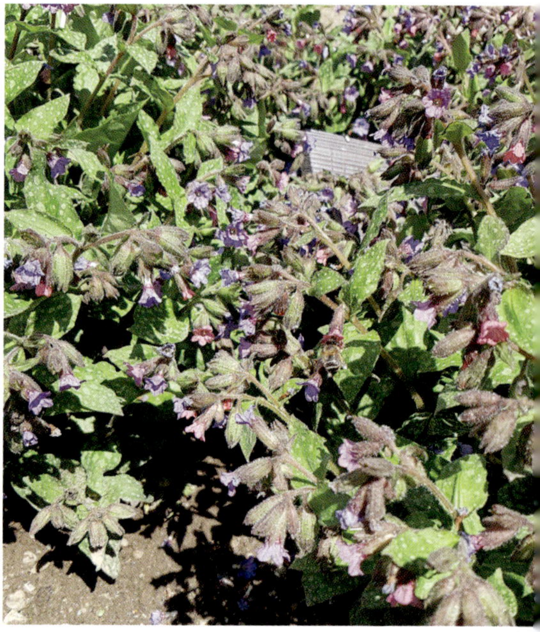

Das Lungenkraut ist eines der ersten Heilkräuter, abgesehen von Gänseblümchen und Löwenzahn, die im Kräutergarten blühen. Eine wertvolle Nahrung für unsere Insekten.

Dieses Bienchen ist so intelligent, es weiß genau, welche Blüte es anfliegen muss. Ja, und das Lungenkraut macht es ihr auch noch leicht. Es verwendet dafür ein Farbenspiel. Blaue Blüte heißt, ich bin leer, hier ist kein Nektar mehr zu holen. Rosa Blüte bedeutet, komm, Bienchen, ich bin gut gefüllt mit Nektar und Pollen.

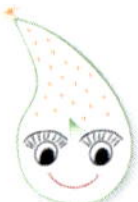

Fünkchen und ich nennen es, *das Wunder der Natur.*

Wenn man naturnah gärtnert, kann man beobachten, wie genial das Zusammenspiel von Fauna und Flora funktioniert.

Ich freue mich auf noch viele magische Momente am schönsten Arbeitsplatz, den es für mich geben kann.

Geht mit offenen Augen durch den Garten Eden, den Mutter Natur uns jeden Tag aufs Neue schenkt, öffnet euer Herz und lasst die Natur zu euch sprechen.

Herzlichst, Eure

Silvia

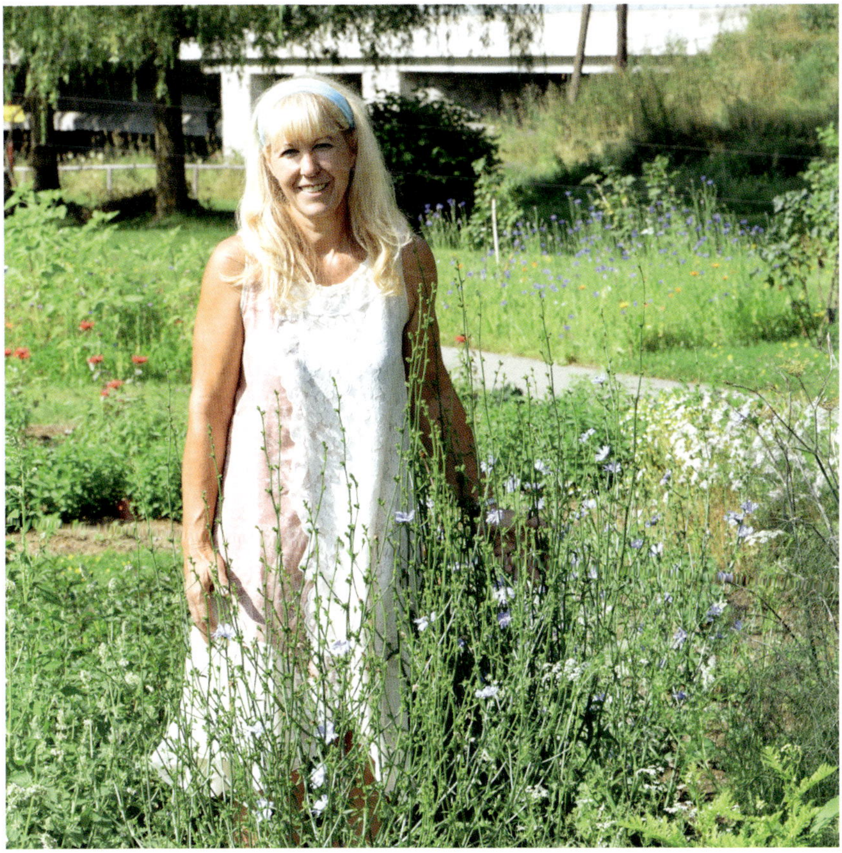

DANK

Ein besonderes Dankeschön gilt meiner Familie, meinem Mann Gerald, meiner Tochter Michelle und meinen Söhnen Michael und Daniel meinen drei Schwiegerkindern und meinen drei Geschwistern.

Ihr habt immer an mich geglaubt, mich unterstützt und ich durfte so manche neue Kräuterkreation an euch ausprobieren.

Liebe Mutti und lieber Papa, ohne euch und euren unbändigen Glauben an mich als Person wäre ich heute nicht so gefestigt und überzeugt, dass man im Leben alles schaffen kann, wenn man authentisch bleibt. Ganz gleich auf welchen Irrwegen ich manchmal dahinstapfte, oft stur und uneinsichtig, ich konnte mir immer eurer Liebe sicher sein.

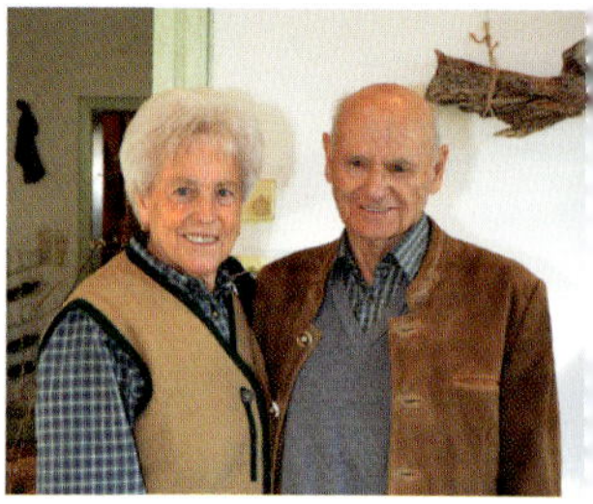

Das ist es, was das Leben ausmacht und was ich auch versuche meinen Kindern mitzugeben. Steht zu dem, was ihr macht, auch wenn es nicht jeder richtig findet, und vergesst dabei die Liebe nicht.

Die Liebe zum Partner, der Familie, den Freunden oder einfach zu einem Schmetterling oder einem Kräutlein.

Das ist das, was bleibt.

QUELLENVERZEICHNIS UND LITERATURNACHWEIS

- *Die Kräuter in meinem Garten*, Siegrid Hirsch und Felix Grünberger, Freya Verlag 2014, 19. Auflage
- *Kräuter-Rezeptbuch*, Siegrid Hirsch, Freya Verlag 2014
- *Das große Buch vom Oxymel*, Gabriela Nedoma, Aesculus Verlag 2019
- *Die Meisterkräutertherapie*, Wolfgang Schröder, 3. Auflage 2017
- *Neuer goldener Arzneischatz*, Schwester Theresia, Ulrich Moser Verlag Graz 1952
- *Grüne Kosmetik*, Gabriela Nedoma, Freya Verlag 2014
- *Räuchern im Rhythmus des Jahreskreises*, Christine Fuchs, Kosmos Verlag 2015
- *Die Räucherapotheke für die Seele*, Annemarie Herzog, Schirner Verlag 2015
- *Die Räucherapotheke für den Körper*, Annemarie Herzog, Schirner Verlag 2014
- *Spirit Räucherungen für den Geist*, Annemarie Herzog, Schirner Verlag 2016
- *Die Räucherin*, Annemarie Herzog, Schirner Verlag 2013
- *Gelebte Rau(ch)nächte*, Annemarie Herzog, Freya Verlag 2016
- *Praxis Aromatherapie*, Monika Werner/Ruth von Braunschweig, Haug Verlag 2006
- *Das neue Praxishandbuch Heilpflanzen*, Dorling Kindersley 2011
- *Heilpflanzenrezepte*, Ursel Bühring, Ulmer Verlag 2014
- *Die bäuerliche Naturapotheke*, Markusine Guthjahr, Österr. Agrarverlag 2010
- *Gesundheit mit Kräutern und Essenzen*, Jean Putz / Christine Nikles, Hobbythek 1991
- *Heilende Salben und Tinkturen*, Marianne Dolzer/ Petra Doleschalek, Anaconda Verlag 2009
- *Meine Kräuter-Hexen-Geheimnisse*, Gabriele Bickel, Franckh-Kosmos Verlag 2014

ADRESSEN, die ich sehr gerne weiterempfehle

- **LHM Naturschönheit GmbH**
  Hauptplatz 3, 9853 Gmünd
  www.naturschoenheit.at
  Frau Waldheide Tisch und
  Frau Elisabeth Pschernig

- **Kräuter und Geist**
  Hauptstraße 8, 4722 Peuerbach
  www.kraeuterundgeist.at
  Frau Sandra Vielmetti

- **Paradiesgärten Mattuschka**
  Tessendorferstraße 360,
  9061 Klagenfurt
  www.mattuschka.at

- **Kräutergärtnerei Schnuppe**
  Roseggerweg 2,
  9400 Wolfsberg
  Tel.: 04352/3869

Bei der Gärtnerei Schnuppe erhält man auch sehr viele Wildkräuter, z. B. die Engelwurz, diese Lichtbringerin und viele andere hole ich mir jedes Jahr.

- **Raiffeisen Lagerhaus Lavanttal**, Bahnhofstraße 154
  9462 Bad St. Leonhard

- **Etivera Verpackungstechnik GmbH**, Innovationspark 3
  8321 St. Margarethen/R
  www.etivera.at

Einen Besuch in unseren schönen Kräutergarten empfehle ich natürlich auch, oder das Schmökern in unserem Shop im Gesundheitsresort.

Ab Juni 2021 gibt es unsere handgefertigten Produkte auch im eigenen Onlineshop: *www.kraeuterliebe-shop.at*

- **OptimaMed Gesundheitsresort Bad St. Leonhard GmbH**
  Obdacherstrasse 105,
  9462 Bad St. Leonhard
  Tel.: 04350/38070

Ein besonderes Dankeschön gilt auch Herrn Direktor Martin Essmann, welcher mir bei meiner Tätigkeit und meinen Ideen für den Kräutergarten und die Produktion, immer hilfreich zur Seite stand, und an mich und die Umsetzung dieses Projekts geglaubt hat.

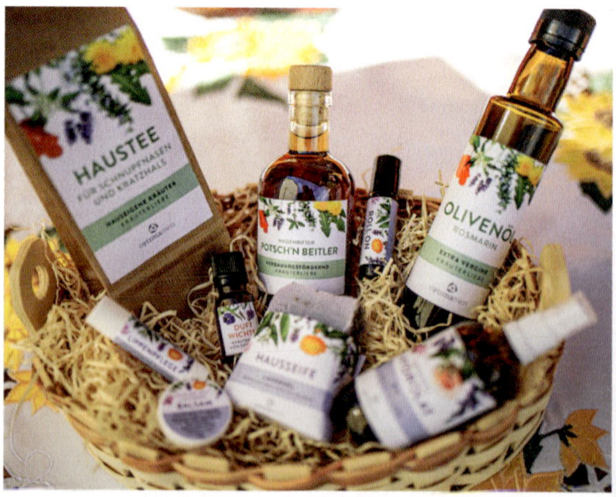

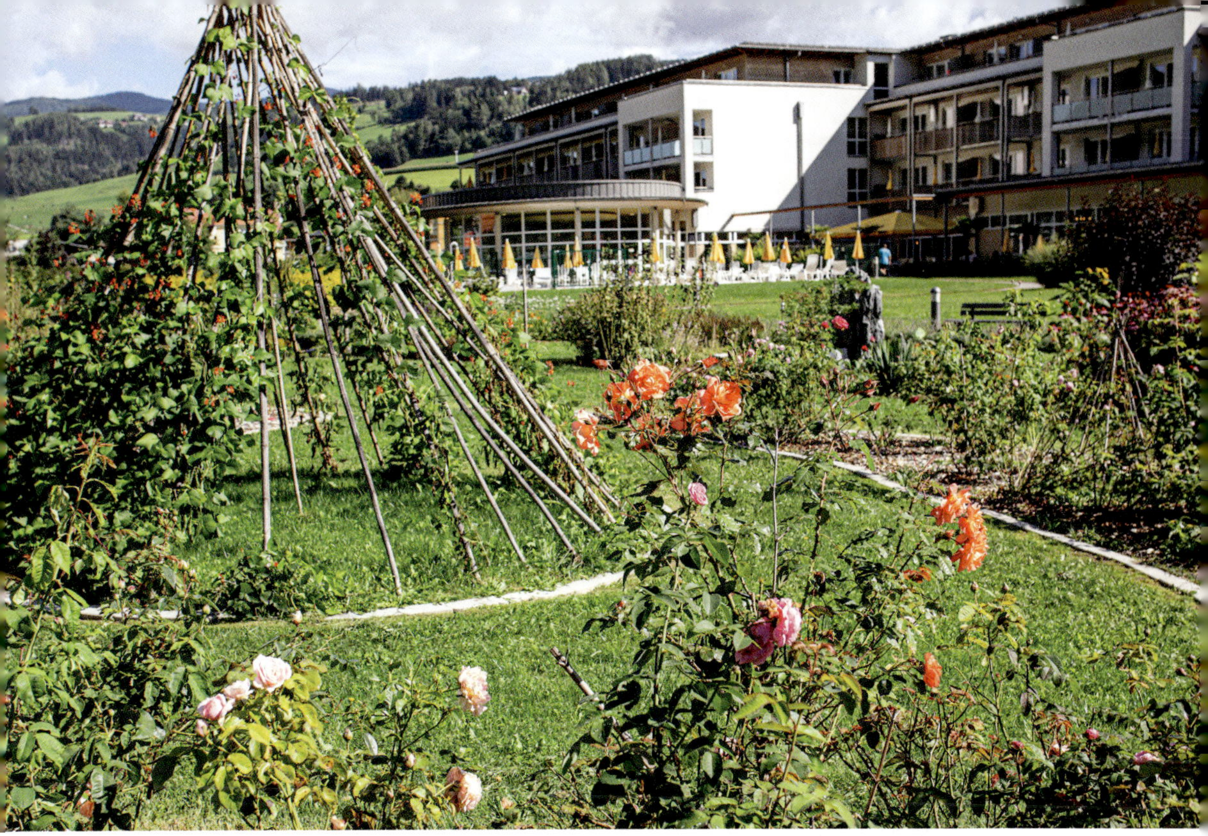

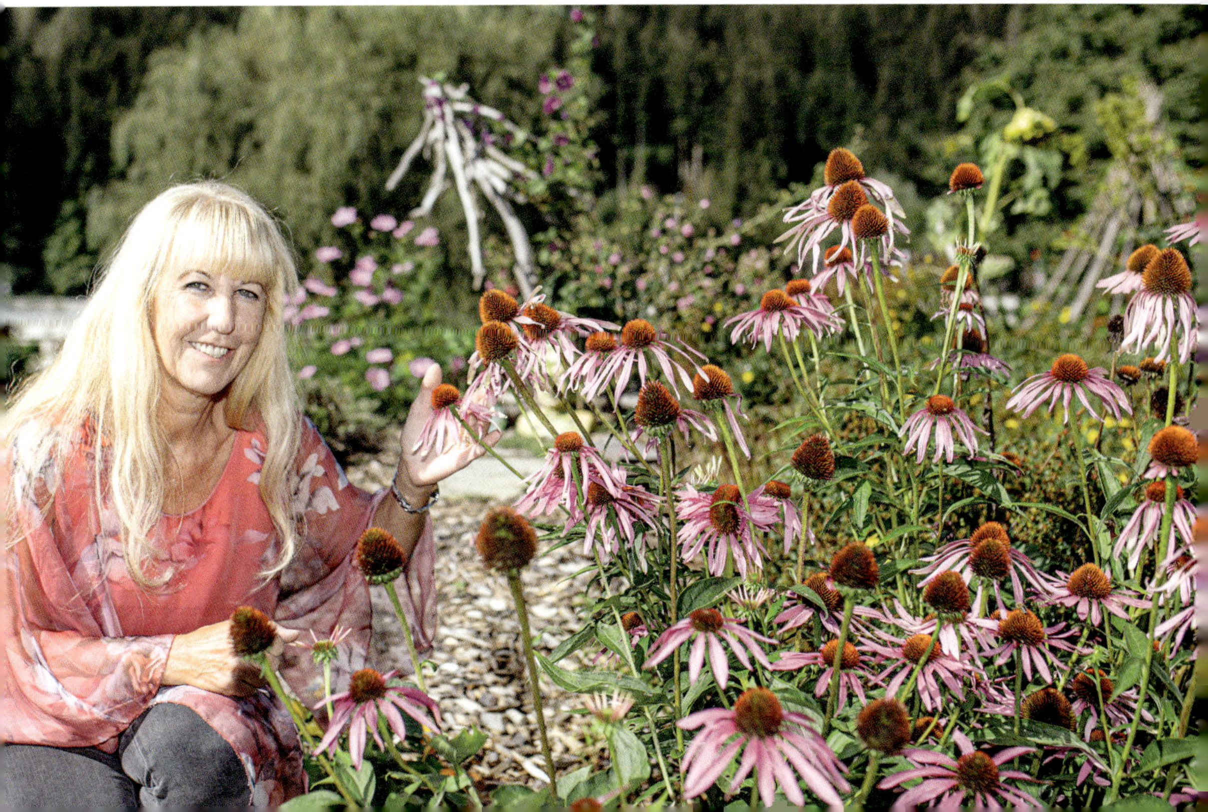

INDEX

H

I

J

K

L

M

T

U

V

W

REZEPTINDEX

freya BUCHTIPPS

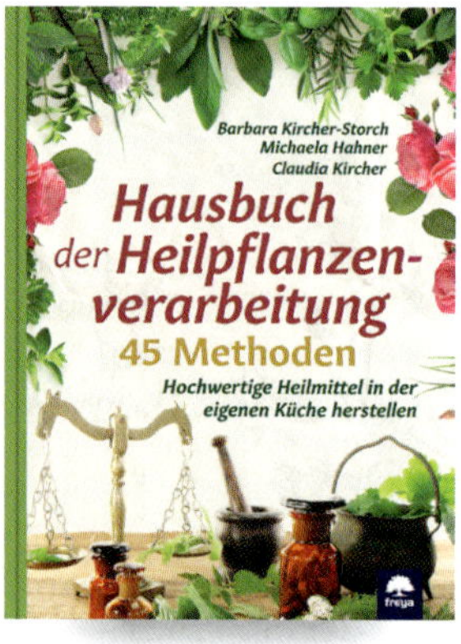

Kircher-Storch Barbara, Hahner Michaela, Kircher Claudia

Hausbuch der Heilpflanzen-verarbeitung

45 Methoden
Hochwertige Heilmittel in der eigenen Küche herstellen

In der vertrauten eigenen Küche können Heilpflanzen zu wertvollen Heilmitteln verarbeitet werden.

Das Zubereiten von Wurzeln, Blattwerk, Blüten und Früchten zu wirkungsvollen Olitäten wurde von den Autorinnen ausgiebig recherchiert und getestet.

Durch Zerkleinern und Verkapseln, Pressen und Trocknen und viele weitere Verfahren werden nicht nur unkompliziert Naturheilmittel erzeugt, sondern auch uralte Traditionen wiederbelebt.

Das Buch bietet eine umfassende Darstellung der bedeutendsten Methoden der Pflanzenverarbeitung und begleitet die Leserin und den Leser in die fachkundige Praxis.

ISBN 978-3-99025-417-2

Bildnachweise: Adobe Stock ©: COVER: Maria.Epine (Illustrationen) / Robert Biedermann (Kamille) / valya82 (Coverfoto) // KERN: Maria.Epine (Illustrationen) / Sunny Forest S. 8 / M. Schuppich S. 12 / Animaflora PicsStock S. 22 / photocrew S. 23, 197 / Xaver Klaussner S. 24 / fotoknips S. 36 / Harald Biebel S. 37 / Axel Gutjahr S. 38 / irottlaender S. 39 / fotomarekka S. 43 / vesta48 S. 45 / juefraphoto S. 56 / rachid amrous S. 58 / breakingthewalls S. 63 / Dagmar Gärtner S. 66 / rannica S. 69 / Ruckszio S. 71 / Kitty S. 73 / kazakovmaksim S. 77 / Marnel Tomić S. 84 / Igor Dutina (Freisteller) S. 84 / Scisetti Alfio S. 88, 111, 140, 147 / Konrad Weiss S. 89 / Greg Mailaender S. 90 / Uros Petrovic S. 93 / orestligetka S. 96 / kolesnikovserg S. 97, 141 / SoniaBonet S. 100 / JPC-PROD S. 101 / Joachim S. 107 / TIM UR S. 110 / margo S. 115 / spline_x S. 117, 197 / zzorik S. 120 / Kotkoa S. 122 / dariaustiugova S. 125, 155, 194 / Mny-Jhee S. 129 / Akova S. 134 / nito S. 137 / unpict S. 138 / Alfred Tschager S. 138 / nedim_b S. 141 / dimakp S. 142 / arxichtu4ki S. 146 / Swapan S. 148 / Coprid S. 157 / womue S. 160 / Marina Lohrbach S. 161 / Swetlana Wall S. 162 / Superheang168 S. 164 / dule964 S. 166 / fotoali S. 168 / Alexey Stiop S. 176 / Adi Ciurea S. 180 / behewa S. 184 unten / fidaolga S. 188 / Robert Biedermann S. 189 / dabjola S. 196 / Alexander Raths S. 196 / multik79 S. 197 /